Phobies Sociales Libérées :
Un Guide Pratique pour Dompter l'Anxiété Sociale

par

Olivier Steele

"Découvrez comment surmonter l'anxiété sociale et libérer votre confiance intérieure dans ce guide pratique, où chaque page est un pas de plus vers une vie épanouie et sans peur des interactions sociales."

https://www.odeditions.fr/

« Phobies Sociales Libérées : Un Guide Pratique pour Dompter l'Anxiété Sociale »

Olivier Steele

Avertissement

Cher lecteur,

Ce livre est destiné à vous offrir des informations et des conseils sur la gestion de l'anxiété sociale.
Cependant, il est essentiel de noter que les informations contenues dans ces pages ne sont pas un substitut à un avis médical ou professionnel. Si vous souffrez d'une anxiété sociale sévère ou si vous avez des préoccupations sérieuses concernant votre santé, je vous encourage fortement à consulter un professionnel de la santé mentale qualifié.

Les stratégies et les conseils présentés dans ce livre sont basés sur des recherches et des pratiques éprouvées, mais chaque individu est unique. Ce qui fonctionne pour une personne peut ne pas fonctionner de la même manière pour une autre. Vous êtes encouragé à utiliser ce livre comme un guide général et à personnaliser les conseils en fonction de votre situation personnelle.

L'anxiété sociale peut être un défi difficile à surmonter, et il est normal de rencontrer des hauts et des bas sur votre chemin. Soyez patient avec vous-même et ne vous précipitez pas vers des changements radicaux. Le progrès peut être graduel, mais chaque étape en vaut la peine.

Enfin, rappelez-vous que ce livre est destiné à des fins éducatives et informatives. L'auteur et les éditeurs ne peuvent pas être tenus responsables des décisions que vous prenez ou des actions que vous entreprenez en fonction des informations contenues dans ce livre.

Je vous remercie de faire confiance à ce livre comme ressource pour mieux comprendre et faire face à l'anxiété sociale. Je vous souhaite tout le succès possible dans votre parcours vers une vie épanouissante.

Avec tout mon respect,

Olivier Steele et l'équipe éditoriale

Préface :

Cher lecteur,

Il y a des moments dans la vie où nous sommes confrontés à des défis qui semblent insurmontables. Pour certains d'entre nous, l'anxiété sociale peut être l'un de ces défis, une ombre qui obscurcit nos interactions sociales, limite notre épanouissement, et nous empêche de réaliser notre plein potentiel.

Ce livre est né de la conviction que chacun de nous mérite de vivre une vie riche en relations, en succès et en bonheur. L'anxiété sociale n'est pas une condamnation à perpétuité, mais plutôt un obstacle temporaire que nous pouvons surmonter avec les bonnes connaissances, les stratégies appropriées et le soutien nécessaire.

Au fil des pages qui suivent, vous découvrirez une exploration approfondie de l'anxiété sociale, de ses origines à ses conséquences, en passant par ses symptômes déconcertants. Vous trouverez également des stratégies éprouvées pour faire face à cette anxiété, renforcer votre confiance en vous et rétablir des relations sociales épanouissantes.

Ce livre n'est pas seulement un guide, c'est un compagnon de voyage. Chaque chapitre est conçu pour vous apporter des informations précieuses, des conseils pratiques et un soutien émotionnel. Vous êtes invité à prendre le temps de réfléchir, d'apprendre et d'agir. Vous êtes encouragé à personnaliser votre propre plan d'action pour surmonter l'anxiété sociale et libérer votre potentiel caché.

Rappelez-vous que vous n'êtes pas seul dans cette lutte. Des milliers de personnes ont déjà parcouru ce chemin, ont brisé les chaînes de l'anxiété sociale et ont trouvé la confiance en elles-mêmes. Vous pouvez le faire aussi.

Je vous invite à tourner la première page et à commencer ce voyage vers la libération de vos phobies sociales. Vous avez déjà franchi la première étape en tenant ce livre entre vos mains. Le reste du voyage dépend de vous.

Avec détermination et espoir,

Olivier Steele

Introduction :

Bienvenue dans **"Phobies Sociales Libérées: Un Guide Pratique pour Dompter l'Anxiété Sociale"**.

L'anxiété sociale est un compagnon insidieux qui touche des millions de personnes à travers le monde. Elle se cache dans les recoins de nos pensées, se manifestant souvent au moment où nous devons interagir avec autrui. Pour ceux qui en souffrent, les situations sociales peuvent devenir des champs de bataille mentaux, où la crainte du jugement, la peur de l'embarras et l'anticipation de l'échec dominent la scène.

Mais ce n'est pas une fatalité. Ce livre vise à briser les chaînes de l'anxiété sociale en apportant des connaissances, des outils et des stratégies pour vous aider à reprendre le contrôle de votre vie sociale. Que vous soyez aux prises avec une anxiété sociale paralysante depuis des années ou que vous cherchiez simplement à mieux comprendre ce trouble pour aider un être cher, vous trouverez ici des informations précieuses.

Nous explorerons les rouages complexes de l'anxiété sociale, des mécanismes psychologiques qui sous-tendent cette condition aux influences socioculturelles qui la façonnent. Vous découvrirez également des approches pratiques pour gérer et atténuer les symptômes de l'anxiété sociale, ainsi que des conseils pour surmonter les obstacles qui se dressent sur le chemin de la confiance en soi et de l'épanouissement social.

Ensemble, nous allons déconstruire l'anxiété sociale, chapitre par chapitre, pour en comprendre les origines, les déclencheurs et les répercussions. Mais plus important encore, nous allons construire un plan d'action personnalisé pour vous aider à surmonter cette condition et à vivre une vie sociale plus épanouissante.

Préparez-vous à plonger dans le monde complexe de l'anxiété sociale et à découvrir comment la compréhension et l'action peuvent transformer vos interactions sociales. Vous êtes sur le point de prendre un pas significatif vers la libération de l'anxiété sociale.

Je n'hésiterai pas à répéter encore et encore les choses. Les bases mêmes de l'apprentissage sont la répétition… alors n'en soyez pas étonné.

Prenons notre temps, Rome ne s'est pas fait en un jour. Il faudra encrer de nouvelles habitudes, et cela peut prendre entre deux à trois mois pour changer ses habitudes, à condition d'y travailler chaque jour. Mais **ne lâchez pas**. Le jeu en vaut la chandelle…

Tournons la page et commençons ce voyage ensemble.

Je vous souhaite une belle transformation.

Olivier Steele

Chapitre 1 :

Comprendre l'Anxiété Sociale

Qu'est-ce que l'anxiété sociale ?

1. Définition et symptômes de la phobie sociale

La phobie sociale, également connue sous le nom de trouble d'anxiété sociale, est un trouble psychologique caractérisé par une peur intense et persistante des situations sociales. Cette peur n'est pas simplement celle d'une timidité occasionnelle ou d'une nervosité passagère avant un événement public. Elle est profonde, souvent paralysante, et peut interférer de manière significative avec la vie quotidienne de l'individu.

La racine du mot "phobie" provient du grec ancien "phóbos", signifiant "peur". Dans le contexte de la phobie sociale, cette peur est souvent déclenchée par la crainte d'être jugé, critiqué, humilié ou embarrassé en public. Cette appréhension n'est pas nécessairement liée à des événements réels ou à des situations concrètes; elle peut être déclenchée par de simples pensées ou anticipations d'interactions sociales.

Pour de nombreuses personnes atteintes de phobie sociale, cette anxiété n'est pas seulement un sentiment passager. Elle envahit leur vie, les obligeant à éviter certaines situations, à rejeter certaines opportunités et à vivre dans une inquiétude constante.

Symptômes

La phobie sociale peut se manifester par une variété de symptômes, tant physiques qu'émotionnels. Parmi les symptômes les plus courants, on retrouve :

Rougeurs et transpiration excessive : Il est courant pour une personne atteinte de phobie sociale de rougir ou de transpirer abondamment lorsqu'elle est placée dans une situation qui déclenche son anxiété.

Tremblements : Que ce soit des mains, de la voix ou d'autres parties du corps, les tremblements peuvent être un signe visible de l'inconfort ressenti.

Palpitations cardiaques : La sensation d'un cœur qui bat rapidement ou fortement est fréquente.

Difficulté à parler : Une personne peut avoir du mal à parler, que ce soit à cause d'une voix qui tremble ou d'une gorge nouée.

Nausées ou mal de ventre : L'anxiété peut souvent avoir des répercussions sur le système digestif.

Évitement : Peut-être le signe le plus révélateur de tous, l'évitement des situations sociales, qu'elles soient grandes ou petites, est courant. Cela peut aller de l'évitement de réunions et d'événements sociaux à la réticence à répondre au téléphone ou à sortir de chez soi.

Au-delà des symptômes physiques, la phobie sociale a également des répercussions profondes sur le bien-être émotionnel d'une personne. Les sentiments d'infériorité, la crainte constante du jugement, la faible estime de soi et la sensation d'être "piégé" dans son propre esprit sont autant de réalités auxquelles sont confrontées les personnes souffrant de phobie sociale.

L'importance de reconnaître ces symptômes ne peut être sous-estimée. Ils sont le premier pas vers la compréhension, l'acceptation et, finalement, la guérison. Chaque individu est unique, et la manière dont la phobie sociale se manifeste variera d'une personne à l'autre. Cependant, en ayant une idée claire de ce qu'est la phobie sociale et des symptômes qu'elle engendre, on peut mieux l'appréhender et chercher les moyens les plus adaptés pour y faire face.

Bien que les symptômes cités précédemment soient parmi les plus courants, il est essentiel de noter que la phobie sociale est un spectre. Certains peuvent ressentir une légère gêne dans des situations spécifiques, comme lors d'une présentation publique, tandis que d'autres peuvent ressentir une anxiété débilitante à la simple idée d'interagir avec un étranger ou même un proche.

Évolution de la phobie

Avec le temps, si elle n'est pas traitée ou prise en compte, la phobie sociale peut évoluer. Ce qui peut commencer comme une réticence à parler en public peut évoluer en une peur de toute interaction sociale, limitant considérablement la capacité d'une personne à fonctionner quotidiennement. Les implications peuvent être vastes, touchant la carrière, les relations et la qualité de vie générale.

Impact sur la qualité de vie

Imaginez ressentir une peur persistante chaque fois que vous devez interagir avec quelqu'un ou accomplir une tâche devant autrui. Cette constante anticipation d'une menace potentielle peut être épuisante. Cela peut amener la personne à éviter des opportunités professionnelles, des relations potentiellement enrichissantes et des expériences qui, pour la plupart, sont considérées comme banales ou quotidiennes. La phobie sociale, dans ses formes les plus extrêmes, peut conduire à un isolement complet.

La phobie sociale chez les enfants et les adolescents

Il est crucial de comprendre que la phobie sociale ne concerne pas uniquement les adultes. Elle peut se manifester dès l'enfance ou l'adolescence. Chez les jeunes, cela peut ressembler à une extrême timidité, un refus de participer en classe, ou une réticence à se joindre à des groupes ou des activités parascolaires. Il est essentiel de repérer ces signes tôt, car une intervention précoce peut aider à prévenir l'évolution de la phobie à un stade plus sévère à l'âge adulte.

Conclusion

Comprendre la phobie sociale, c'est reconnaître sa complexité, sa variabilité et son impact profond sur la vie de ceux qui en souffrent. Il ne s'agit pas d'une simple timidité ou d'une nervosité passagère. C'est un combat quotidien, souvent silencieux, contre une peur envahissante et parfois paralysante.

Néanmoins, reconnaître et comprendre ces symptômes est le premier pas vers la recherche d'aide, la guérison et la redécouverte d'une vie sans les chaînes de cette anxiété. Ce guide a pour but de vous accompagner dans cette démarche, en vous offrant les outils, les connaissances et le soutien dont vous avez besoin.

2. Origines : biologiques, environnementales et expériences personnelles

Comprendre la phobie sociale nécessite également de plonger dans ses origines. Tout comme un arbre tire sa force de ses racines, la phobie sociale trouve sa source dans un mélange complexe de facteurs biologiques, environnementaux et d'expériences personnelles. Explorons chacun de ces aspects pour mieux cerner ce trouble.

Origines Biologiques

L'aspect biologique de la phobie sociale est souvent méconnu, mais il est essentiel pour comprendre la complexité de ce trouble.

Neurotransmetteurs: Ces messagers chimiques du cerveau jouent un rôle crucial dans la régulation de nos émotions et de notre humeur. Des déséquilibres dans des neurotransmetteurs comme la sérotonine, la dopamine ou le GABA peuvent être liés à l'anxiété et à la phobie sociale.

Structure cérébrale: Certaines études ont suggéré que l'amygdale, une partie du cerveau associée aux émotions et à la peur, pourrait être plus réactive chez les personnes atteintes de phobie sociale.

Hérédité: La génétique peut également jouer un rôle. Si des membres de votre famille souffrent de troubles anxieux ou de phobie sociale, il peut y avoir un risque légèrement accru d'en souffrir également.

Facteurs Environnementaux

L'environnement dans lequel nous évoluons, surtout durant notre enfance et adolescence, peut avoir une influence considérable sur le développement de la phobie sociale.

Éducation: Un environnement familial surprotecteur ou, à l'inverse, très critique, peut augmenter le risque de phobie sociale. Les enfants qui sont constamment critiqués ou qui n'ont pas été encouragés à développer leur autonomie peuvent avoir du mal à gérer les interactions sociales à l'âge adulte.

Expériences traumatisantes: Les événements traumatisants, comme le harcèlement, l'humiliation publique ou d'autres formes d'abus, peuvent laisser des cicatrices émotionnelles profondes qui mènent à la phobie sociale.

Culture et société: Dans certaines cultures ou sociétés, l'importance accordée à la conformité ou à la performance peut augmenter le risque de phobie sociale. La peur du rejet ou de l'humiliation devient alors une préoccupation majeure.

Expériences Personnelles

Les événements de vie individuels et les expériences personnelles peuvent également influencer le développement de la phobie sociale.

Tempérament: Les enfants naturellement timides ou réservés peuvent être plus susceptibles de développer une phobie sociale à l'adolescence ou à l'âge adulte.

Compétences sociales: La maîtrise des compétences sociales joue un rôle dans l'évolution de la phobie sociale. Ceux qui ont du mal à interagir socialement ou qui se sentent maladroits peuvent progressivement éviter les situations sociales, renforçant ainsi leur anxiété.

Événements de vie: Certains événements de vie, comme déménager dans un nouvel endroit, commencer un nouveau travail ou même des changements physiologiques comme la puberté, peuvent déclencher ou exacerber la phobie sociale.

En somme, la phobie sociale est le fruit d'une combinaison complexe d'influences biologiques, environnementales et d'expériences personnelles. Il n'y a pas une seule cause ou un unique chemin qui mène à cette condition. Cette compréhension multifactorielle est essentielle pour appréhender le trouble dans toute sa profondeur et pour élaborer des stratégies de gestion et de guérison.

Chaque individu avec phobie sociale a sa propre histoire, ses propres défis et ses propres origines du trouble. En comprenant ces racines, nous pourons mieux la comprendre.
Bâtir un plan d'action pour y faire face, en reconnaissant que le chemin vers la guérison peut nécessiter une approche holistique qui prend en compte l'ensemble de ces facteurs.

Personnalisation du Traitement

L'une des plus grandes erreurs que nous pourrions faire serait de supposer qu'une approche unique puisse convenir à tous. Chaque histoire est unique, chaque expérience est personnelle, et ce qui fonctionne pour une personne peut ne pas être aussi efficace pour une autre. C'est là que la prise en compte des origines individuelles de la phobie sociale devient cruciale.

Pour certains, la thérapie pourra se concentrer sur la rectification des déséquilibres chimiques du cerveau par des médicaments. Pour d'autres, elle pourrait nécessiter une plongée profonde dans des souvenirs d'enfance et des expériences traumatisantes pour résoudre des problèmes non résolus. Et pour d'autres encore, elle pourrait consister à développer des compétences sociales ou à se confronter progressivement aux situations redoutées.

Le rôle de la société et de la culture

Il serait également négligent de ne pas reconnaître le rôle que jouent la société et la culture dans la perception et la gestion de la phobie sociale. Dans certains contextes, l'expression de l'anxiété peut être mal vue ou minimisée, ajoutant une couche supplémentaire de difficulté pour ceux qui cherchent à obtenir de l'aide. De même, certains environnements peuvent valoriser excessivement certaines compétences sociales ou des normes de comportement, augmentant ainsi la pression ressentie par ceux qui luttent contre la phobie sociale.

Conclusion

Reconnaître les origines variées de la phobie sociale est plus qu'une simple exploration académique. C'est une étape cruciale dans la reconnaissance du vécu de chaque individu, la validation de leurs expériences et la mise en œuvre d'un plan d'action efficace. En tant que société, et plus encore en tant que professionnels de santé et proches de ceux qui souffrent, il est de notre devoir de comprendre ces racines pour offrir le soutien, la compassion et les ressources nécessaires à ceux qui en ont besoin.

Chapitre 2 :

Anxiété Sociale vs Timidité

1. Définition de la timidité

La timidité est un trait de caractère que beaucoup d'entre nous ont éprouvé à un moment donné de notre vie. Elle peut se manifester dans notre enfance, lors de nos premiers jours à l'école, ou à l'âge adulte, lors d'un entretien d'embauche ou d'une rencontre sociale. Mais qu'est-ce que la timidité exactement?

Au cœur de la timidité se trouve une sensibilité accrue au regard des autres. C'est une réaction émotionnelle qui peut surgir lorsque nous nous sentons observés, jugés ou lorsque nous craignons la désapprobation ou le rejet d'autrui. Cette sensibilité peut entraîner des comportements d'évitement, une certaine réserve ou une hésitation à s'engager dans des interactions sociales.

Caractéristiques de la timidité

La timidité est souvent associée à plusieurs caractéristiques ou manifestations :

Hésitation: Une personne timide peut hésiter avant de s'exprimer, cherchant les bons mots ou craignant de dire quelque chose d'inapproprié.

Rougissement: La peur du jugement ou de l'embarras peut entraîner une réaction physique comme le rougissement.

Contact visuel limité: Éviter le contact visuel est une manière courante pour une personne timide de se protéger du jugement perçu des autres.

Posture fermée: Une posture recroquevillée ou des bras croisés peuvent être des signes de timidité, reflétant le désir de se "cacher" ou de se protéger.

Parole douce ou hésitante: Une voix faible ou une élocution hésitante peuvent trahir une nervosité ou une incertitude.

Il est important de noter que la timidité n'est pas nécessairement un trait de caractère permanent. Elle peut être contextuelle, se manifestant uniquement dans certaines situations ou avec certains individus. De plus, elle n'est pas intrinsèquement négative.
La timidité peut, dans certains contextes, être perçue comme une forme de modestie ou d'humilité.

Origines de la timidité

Tout comme la phobie sociale, la timidité peut avoir des origines diverses :

Nature vs Nurture: Certains chercheurs suggèrent que la timidité peut avoir une base génétique, tandis que d'autres mettent l'accent sur l'environnement et les expériences de vie comme facteurs déterminants.

Expériences passées: Un événement traumatisant ou humiliant peut marquer une personne et engendrer ou amplifier une timidité. Par exemple, être ridiculisé en public pendant l'enfance ou l'adolescence peut laisser des séquelles émotionnelles durables.

Éducation: Une éducation surprotectrice ou excessivement critique peut contribuer à développer une timidité chez l'enfant, le rendant moins enclin à prendre des risques ou à s'exprimer librement.

Culture: Dans certaines cultures, la réserve et la discrétion sont valorisées, ce qui peut influencer la manière dont la timidité est perçue et vécue.

En explorant la nature de la timidité, nous commençons à discerner ses nuances et sa complexité. Elle diffère de la phobie sociale en ce sens qu'elle n'est pas nécessairement liée à une peur intense et paralysante, mais elle peut néanmoins avoir un impact significatif sur la qualité des interactions sociales et sur l'estime de soi.

L'évolution de la timidité avec le temps

Tandis que certaines personnes peuvent surmonter leur timidité avec l'âge et l'expérience, d'autres peuvent constater que celle-ci s'intensifie ou évolue en fonction des changements de vie. Par exemple, le passage à l'âge adulte, l'entrée dans le monde du travail, ou même des événements plus personnels comme la naissance d'un enfant peuvent exacerber les sentiments de timidité.

Timidité et technologies modernes

À l'ère du numérique, la timidité a pris une dimension nouvelle. Les réseaux sociaux et les plateformes de communication en ligne offrent une sorte de refuge pour ceux qui se sentent timides dans les interactions face à face. Ces plateformes permettent d'interagir sans le stress immédiat du contact direct, mais elles peuvent également renforcer des comportements d'évitement. De plus, la dépendance excessive à ces moyens de communication numériques peut réduire les opportunités d'interactions sociales réelles et, par conséquent, la capacité à développer des compétences sociales nécessaires.

La timidité comme force

Malgré ses défis, la timidité n'est pas dénuée de qualités positives. Les personnes timides sont souvent perçues comme plus empathiques, plus à l'écoute et plus réfléchies. Elles peuvent également développer une grande capacité d'observation et une sensibilité accrue aux besoins et aux émotions des autres. Dans certaines situations, ces qualités peuvent s'avérer précieuses, notamment dans des professions ou des rôles qui nécessitent une compréhension profonde et nuancée des autres.

Conclusion

La timidité, bien que souvent mal comprise, est une caractéristique humaine profondément enracinée dans notre biologie, notre environnement et nos expériences personnelles. Reconnaître et comprendre sa nature multifacette est essentiel non seulement pour ceux qui en souffrent mais aussi pour la société dans son ensemble. Cela nous permet d'apprécier les forces qui accompagnent cette sensibilité et d'offrir le soutien et les outils nécessaires pour aider ceux qui le souhaitent à surmonter les défis qu'elle peut présenter.

2. Distinctions clés entre la phobie sociale et la timidité

L'anxiété sociale et la timidité sont souvent utilisées de manière interchangeable dans le langage courant, conduisant à une confusion considérable. Bien qu'elles partagent certaines similitudes, notamment une gêne dans les interactions sociales, il est crucial de comprendre qu'elles sont fondamentalement différentes. Cette distinction est essentielle pour identifier la meilleure approche thérapeutique et offrir un soutien adapté.

Nature et intensité de la peur

Timidité : La timidité est généralement caractérisée par une gêne ou une réserve dans les situations sociales, en particulier avec des personnes inconnues ou dans des situations nouvelles. Cette gêne peut être légère à modérée et est souvent passagère. Elle peut diminuer à mesure que l'individu devient plus familier avec l'environnement ou les personnes autour de lui.

Phobie sociale : La phobie sociale va au-delà de la simple gêne. C'est une peur intense et persistante d'être jugé ou humilié en public. Cette peur est si profonde qu'elle peut paralyser l'individu et l'empêcher de fonctionner normalement dans des situations sociales courantes, comme manger en public ou parler au téléphone.

Évitement et impact sur la vie quotidienne

Timidité : Bien que les personnes timides puissent éviter certaines situations qui les mettent mal à l'aise, elles sont généralement capables de gérer leurs émotions et de participer à des activités sociales, même si cela peut nécessiter un effort supplémentaire.

Phobie sociale : L'évitement est un symptôme majeur de la phobie sociale. Les individus peuvent aller jusqu'à refuser un emploi, éviter l'école ou s'isoler complètement pour échapper à la possibilité d'une interaction sociale. Cette forme d'évitement peut avoir des répercussions sérieuses sur la qualité de vie, la carrière et les relations.

Origines et déclencheurs

Timidité : Les origines de la timidité peuvent être variées, allant de facteurs génétiques à des expériences traumatisantes pendant l'enfance. Elle peut aussi être influencée par des facteurs culturels ou éducatifs.

Phobie sociale : Bien qu'elle puisse également avoir des racines génétiques ou être influencée par l'environnement, la phobie sociale est souvent associée à des expériences traumatisantes spécifiques ou à une éducation particulièrement critique ou surprotectrice.

Réaction physique et psychologique

Timidité : La timidité peut entraîner des symptômes légers tels que des rougeurs, une accélération du rythme cardiaque ou une légère nervosité.

Phobie sociale : Les symptômes de la phobie sociale peuvent être beaucoup plus intenses, allant des crises d'angoisse à des nausées, des tremblements, une sudation excessive ou même un sentiment d'étourdissement ou de dépersonnalisation.

Traitement et gestion

Timidité : Bien que la timidité ne nécessite pas toujours de traitement, certains peuvent bénéficier d'une thérapie axée sur le renforcement de la confiance en soi ou sur le développement de compétences sociales.

Phobie sociale : En raison de sa gravité, la phobie sociale nécessite souvent une intervention professionnelle, que ce soit par une thérapie cognitive-comportementale, des médicaments ou une combinaison des deux.

Conclusion

Distinguer la timidité de la phobie sociale est essentiel pour comprendre le vécu de chaque individu et pour offrir une aide adaptée. Bien que les deux puissent se ressembler en surface, les implications, les expériences et les besoins des personnes souffrant de ces conditions sont profondément différents. En reconnaissant ces distinctions, nous pouvons aborder chaque condition avec empathie, compréhension et une approche thérapeutique appropriée.

3. Comment chaque condition affecte la vie quotidienne

Dans le paysage complexe des interactions sociales, il est essentiel de comprendre l'impact de la timidité et de la phobie sociale sur la vie quotidienne. Ces deux conditions, bien que distinctes, influencent la manière dont nous vivons, travaillons, communiquons et interagissons avec le monde qui nous entoure.

Impact sur les relations personnelles

Timidité : Les personnes timides peuvent avoir des difficultés à initier ou à maintenir des conversations, surtout avec des inconnus. Cela peut entraîner un sentiment de solitude ou d'isolement. Pourtant, une fois qu'un lien de confiance est établi, beaucoup de personnes timides peuvent s'épanouir dans une relation, apportant une profondeur d'écoute et une sincérité rares.

Phobie sociale : Ici, la peur d'être jugé ou ridiculisé est si prédominante qu'elle peut empêcher toute interaction sociale, même avec des proches. La crainte constante de commettre une erreur ou d'être mal interprété peut engendrer un retrait social complet, privant l'individu des joies des relations humaines.

Conséquences professionnelles

Timidité : Au travail, une personne timide peut hésiter à prendre la parole lors de réunions ou à partager ses idées. Elle peut également éviter les situations de networking ou les événements sociaux de l'entreprise.
Toutefois, cette timidité ne signifie pas nécessairement un manque de compétence ou d'ambition.

Avec le bon encadrement et un environnement favorable, une personne timide peut exceller professionnellement.

Phobie sociale : La phobie sociale peut avoir des conséquences plus graves dans le milieu professionnel. La simple idée de présenter un projet ou de collaborer avec des collègues peut devenir une source d'angoisse insurmontable. Dans les cas extrêmes, certaines personnes peuvent même éviter certaines professions ou refuser des promotions pour échapper à des responsabilités qui augmenteraient leur exposition sociale.

Loisirs et activités sociales

Timidité : Les activités de loisirs peuvent parfois représenter un défi pour les personnes timides, surtout si elles impliquent de rencontrer de nouvelles personnes. Toutefois, une fois qu'elles trouvent un hobby ou un groupe avec lequel elles se sentent à l'aise, ces activités peuvent devenir une source de joie et d'épanouissement.

Phobie sociale : Pour ceux qui souffrent de phobie sociale, même des activités simples comme aller au cinéma, dîner dans un restaurant ou assister à un événement sportif peuvent devenir des épreuves anxiogènes. La crainte constante d'être jugé ou d'attirer l'attention peut limiter considérablement leur participation à des activités sociales.

Le voyage intérieur

Timidité : La timidité peut également avoir un impact sur le développement personnel. Les personnes timides passent souvent beaucoup de temps à réfléchir, à analyser et à introspecter. Cela peut les aider à développer une riche vie intérieure, mais cela peut également les empêcher de saisir des opportunités ou de prendre des risques.

Phobie sociale : La phobie sociale, avec son cycle d'évitement et d'angoisse, peut entraîner une spirale de pensées négatives et d'auto-critique. Cette lutte interne peut être épuisante et avoir des répercussions sur la confiance en soi, l'estime de soi et le bien-être général.

Impacts sur la Santé Mentale et Émotionnelle

Timidité : La timidité peut engendrer des sentiments d'insécurité, de doute de soi, ou même de frustration face à des occasions manquées. Elle peut également conduire à des épisodes passagers de tristesse ou de sentiment d'isolement, surtout après des événements sociaux stressants.

Phobie sociale : La phobie sociale, en revanche, est souvent associée à des troubles plus profonds de l'humeur, tels que la dépression ou d'autres troubles anxieux. L'évitement constant des situations sociales et la peur intense de l'interaction peuvent engendrer un sentiment persistant d'isolement, une faible estime de soi et une dévalorisation. Cela peut également augmenter le risque de dépendance à l'alcool ou à d'autres substances, utilisées comme mécanismes d'adaptation.

Impacts sur la Croissance Personnelle

Timidité : La timidité peut parfois servir de frein à l'exploration de nouvelles opportunités, qu'elles soient personnelles, professionnelles ou éducatives. Toutefois, beaucoup de personnes timides, en affrontant et surmontant leurs craintes, trouvent une force intérieure et une résilience qui les aident à grandir et à se développer.

Phobie sociale : Les personnes souffrant de phobie sociale peuvent éprouver des difficultés significatives à sortir de leur zone de confort, limitant ainsi leur croissance personnelle. Cependant, avec le bon soutien et les outils appropriés, ils peuvent aussi apprendre à surmonter leur peur et à découvrir de nouvelles facettes de leur personnalité.

Impacts sur la Vie Quotidienne et les Tâches Banales

Timidité : Les personnes timides peuvent éprouver un léger inconfort lors de tâches quotidiennes comme faire des courses, parler à des inconnus ou même demander des directions. Cependant, la plupart sont capables de gérer ces situations avec peu d'hésitation.

Phobie sociale : Pour ceux souffrant de phobie sociale, même les tâches les plus banales peuvent devenir des défis. Commander de la nourriture dans un restaurant, parler à un vendeur ou prendre un appel téléphonique en public peuvent être source d'angoisse majeure.

Conclusion

En approfondissant l'impact de la timidité et de la phobie sociale sur divers aspects de la vie quotidienne, il est clair que ces conditions peuvent influencer profondément la manière dont une personne perçoit et interagit avec le monde qui l'entoure. La reconnaissance et la compréhension de ces impacts sont la première étape vers la compassion, le soutien et, finalement, la guérison.

Chapitre 3 :

Symptômes et Conséquences

1. Reconnaissance des signes de la phobie sociale.

La phobie sociale, aussi connue sous le nom de trouble d'anxiété sociale, est bien plus qu'une simple timidité ou une hésitation à s'exprimer en public. Elle se manifeste par une peur intense et persistante des situations sociales, au point que l'individu concerné s'efforce souvent de les éviter à tout prix. Mais comment reconnaître les signes distinctifs de ce trouble ? Jetons un œil approfondi aux symptômes et comportements associés à la phobie sociale.

Symptômes physiques

La phobie sociale s'accompagne souvent d'une série de manifestations physiques, qui peuvent inclure :

Rougeurs: Une réaction courante face à la peur ou à l'embarras.
Transpiration excessive: Notamment dans les mains, les pieds, ou le visage.
Tremblements: Que ce soit de la voix, des mains, ou d'autres parties du corps.
Nausées et maux d'estomac: Une réaction courante à l'angoisse ou à l'anticipation d'une situation stressante.
Difficulté à parler: La gorge peut se resserrer ou la voix peut devenir faible.
Accélération du rythme cardiaque: Un signe classique de l'anxiété.

Symptômes émotionnels

Peur intense d'être observé et jugé par les autres: Surtout dans des situations sociales ou lors de performances.
Crainte d'embarrasser ou d'humilier soi-même: Et par extension, de montrer ses symptômes d'anxiété aux autres.
Peur des situations où l'individu pourrait être le centre d'attention.
Anxiété à la simple pensée d'une situation sociale à venir : Cette anticipation peut survenir des jours, voire des semaines, avant l'événement redouté.

Symptômes comportementaux

Évitement des situations sociales: L'individu pourrait refuser des invitations, éviter les rencontres ou même sécher les cours ou le travail.
Besoin d'un accompagnateur: Dans certaines situations, la personne pourrait se sentir "plus en sécurité" ou moins anxieuse si elle est accompagnée d'un ami proche ou d'un membre de la famille.
Consommation d'alcool avant une situation sociale: Dans le but de "désinhiber" ou de réduire l'anxiété.
Impact sur la vie quotidienne

La phobie sociale ne se limite pas à une peur des grandes foules ou des discours en public. Elle peut s'infiltrer dans des aspects quotidiens de la vie, tels que :

Interactions courantes: Parler à un vendeur, passer une commande au restaurant ou répondre à un appel téléphonique peuvent devenir des épreuves.
Nouvelles rencontres: L'idée de rencontrer de nouvelles personnes peut provoquer une anxiété extrême.
Activités courantes: Des tâches aussi simples que manger en public peuvent être évitées.

Conclusion

La reconnaissance des signes de la phobie sociale est la première étape cruciale vers la compréhension et l'intervention. Si vous ou quelqu'un que vous connaissez présente ces symptômes, il est essentiel de consulter un professionnel de santé pour évaluer la situation et déterminer la meilleure voie à suivre. La phobie sociale peut être un fardeau, mais avec le soutien, la compréhension et les bonnes interventions, elle peut être gérée et surmontée.

Les ramifications psychologiques

Au-delà des symptômes évidents, la phobie sociale engendre des conséquences psychologiques profondes :

Faible estime de soi : De nombreuses personnes atteintes de phobie sociale ont une perception négative d'elles-mêmes. Cette faible estime de soi est souvent alimentée par la peur constante du jugement et de la critique.

Isolement et solitude : L'évitement des interactions sociales peut conduire à un isolement croissant. Cette solitude auto-imposée peut accentuer le sentiment d'étrangeté et de déconnexion avec le monde extérieur.

Dépression : Le manque d'interactions sociales et l'isolement peuvent mener à la dépression. Les sentiments d'inadéquation et la perception négative de soi peuvent également contribuer à un état dépressif.

Les répercussions sur les opportunités de vie

La phobie sociale peut entraver gravement la progression personnelle et professionnelle :

Opportunités professionnelles manquées : Les personnes atteintes de phobie sociale peuvent éviter certaines professions, refuser des promotions ou même renoncer à des opportunités professionnelles à cause de leur anxiété.

Relations interpersonnelles limitées : L'anxiété sociale peut empêcher de nouer des amitiés profondes ou de s'engager dans des relations amoureuses, privant ainsi l'individu de connexions humaines enrichissantes.

Éducation entravée : Dans les cas sévères, la phobie sociale peut même empêcher l'individu de poursuivre une éducation formelle, limitant ainsi ses opportunités futures.

Outils et ressources pour la reconnaissance

Il est crucial de s'équiper d'outils appropriés pour identifier les signes de la phobie sociale :

Auto-évaluation : Certains questionnaires et tests peuvent aider à déterminer la gravité de la phobie sociale et à identifier les situations spécifiques qui déclenchent l'anxiété.

Journal quotidien : Tenir un journal des interactions sociales et noter les sentiments et réactions associés peut aider à reconnaître des schémas et des déclencheurs spécifiques.

Conclusion

La reconnaissance des signes de la phobie sociale est une étape essentielle vers la guérison et le bien-être. En étant attentif aux symptômes et en comprenant les implications profondes de ce trouble, il est possible d'entamer un parcours de rétablissement efficace et significatif.

2. Les implications sur la vie professionnelle, sociale et personnelle

La phobie sociale, par sa nature envahissante, influe profondément sur divers pans de la vie de l'individu, allant de l'environnement professionnel aux interactions quotidiennes. Pour bien cerner l'ampleur de cette influence, il convient d'examiner ses répercussions dans ces trois domaines essentiels.

Répercussions Professionnelles

Réticence à la prise de parole: Les personnes atteintes de phobie sociale éprouvent souvent une appréhension à s'exprimer lors de réunions ou de présentations, craignant le jugement ou la critique de leurs pairs.

Évitement des responsabilités de leadership: Face à l'idée de diriger une équipe ou de prendre des décisions cruciales, l'angoisse peut les inciter à décliner des promotions ou à éviter des postes à responsabilité.

Difficultés relationnelles: La crainte d'interagir avec les collègues, supérieurs ou clients peut entraîner des malentendus ou un sentiment d'isolement au sein de l'équipe.

Impact sur la performance: L'anxiété constante peut influencer la concentration, la prise de décision et la créativité, affectant ainsi la performance générale.

Conséquences Sociales

Évitement des activités de groupe: Les rassemblements sociaux, qu'il s'agisse d'une simple soirée entre amis ou d'un événement de plus grande envergure, peuvent devenir une source majeure d'angoisse.

Relations superficielles: La crainte de l'intimité ou du jugement peut conduire à des relations éphémères, dépourvues de profondeur émotionnelle.

Réticence à nouer de nouvelles amitiés: La simple idée d'approcher un inconnu ou d'initier une conversation peut être paralysante.

Conséquences Personnelles

Image de soi altérée: Les échecs perçus et les expériences négatives peuvent engendrer une faible estime de soi et un sentiment d'infériorité.

Isolement volontaire: Pour éviter toute situation anxiogène, certaines personnes peuvent choisir de s'isoler, privilégiant la solitude à la compagnie d'autrui.

Limitation des expériences de vie: Que ce soit pour un voyage, une formation ou même une simple sortie, la peur peut entraver la découverte de nouvelles expériences.

L'interaction entre ces domaines

Il est crucial de comprendre que ces implications ne fonctionnent pas de manière isolée. Par exemple, une expérience négative au travail peut influencer la perception de soi, ce qui peut à son tour affecter les interactions sociales. Inversement, un soutien social fort peut atténuer les conséquences professionnelles et personnelles de la phobie sociale.

Des implications qui évoluent avec le temps

Il est aussi essentiel de noter que ces implications peuvent varier au fil du temps.
Une personne peut par exemple traverser une phase particulièrement difficile avant d'apprendre des stratégies d'adaptation qui lui permettent de gérer plus efficacement sa phobie.

Les défis du quotidien

Au-delà des sphères professionnelles, sociales et personnelles, le quotidien même d'une personne souffrant de phobie sociale est parsemé de défis qui peuvent sembler triviaux pour d'autres :

Tâches ménagères: Même des tâches aussi simples que faire les courses peuvent devenir des montagnes. L'idée d'interagir avec des caissiers, des vendeurs ou même d'autres clients peut être source d'angoisse.

Communication digitale: Bien que le monde numérique semble être un refuge pour éviter les interactions en face à face, même répondre à un e-mail ou un message texte peut devenir stressant, notamment en raison de la sur-analyse potentielle de chaque mot écrit.

Soins de santé: Report de rendez-vous médicaux par peur d'interagir avec des professionnels de santé, ou angoisse à l'idée de s'exprimer sur des problèmes personnels ou intimes.

Impacts sur la famille et les proches

La phobie sociale n'affecte pas seulement l'individu. Son entourage, en particulier la famille et les amis proches, peut également ressentir les effets de cette condition :

Incompréhension et frustration: Les proches peuvent avoir du mal à comprendre la nature profonde de la phobie sociale et se sentir frustrés par les comportements d'évitement ou de retrait de l'individu.

Surprotection: Les familles peuvent inconsciemment renforcer le comportement d'évitement en essayant de "protéger" leur proche des situations qu'ils jugent stressantes ou anxiogènes.

Évitement des événements familiaux: Les réunions, anniversaires ou autres célébrations peuvent être sources d'angoisse, entraînant un éloignement progressif de la vie familiale.

La nécessité d'un soutien

Face à ces défis omniprésents, il est impératif de souligner l'importance d'un soutien continu :

Thérapie: Un accompagnement professionnel peut offrir des outils et des stratégies pour gérer et, éventuellement, surmonter la phobie sociale.

Groupes de soutien: Partager ses expériences avec d'autres personnes confrontées aux mêmes défis peut être une source de réconfort et d'encouragement.

Éducation: Informer la famille, les amis et les collègues sur la nature de la phobie sociale peut aider à créer un environnement plus compréhensif et empathique.

Conclusion

La phobie sociale est bien plus qu'une simple peur des interactions sociales. Elle s'insinue dans tous les aspects de la vie d'un individu, créant des défis constants et influençant chaque décision. Mais, avec reconnaissance, soutien et intervention appropriée, il est possible de naviguer dans ces eaux troubles et de trouver une voie vers une vie plus épanouissante.

Chapitre 4 :

Mythes et Réalités de la Phobie Sociale

Confrontation aux idées reçues sur l'anxiété sociale

La phobie sociale, bien que largement reconnue dans le milieu médical et thérapeutique, est souvent mal comprise par le grand public. Divers mythes et malentendus entourent ce trouble, ce qui peut entraver la compréhension et le soutien des personnes qui en souffrent. Examinons et confrontons quelques-unes de ces idées reçues courantes.

1. "C'est juste de la timidité."

La phobie sociale est bien plus profonde que la simple timidité. Alors que la timidité peut être une caractéristique de la personnalité, la phobie sociale est un trouble anxieux caractérisé par une peur intense des interactions sociales.

2. "Les personnes atteintes sont antisociales ou n'aiment pas les gens."

Ce n'est pas une question d'aimer ou non les gens. Il s'agit plutôt d'une peur irrationnelle d'être jugé ou humilié, qui peut être si intense qu'elle entraîne un évitement des situations sociales.

3. "Cela affecte seulement les personnes introverties."

La phobie sociale peut toucher n'importe qui, qu'il soit introverti ou extraverti. La nature du trouble est telle qu'elle n'est pas liée à un type spécifique de personnalité.

4. "Les personnes atteintes devraient simplement sortir plus et 'se forcer' à être sociables."

Dire à quelqu'un avec une phobie sociale de "simplement sortir" est semblable à dire à une personne souffrant de dépression de "simplement être heureuse". Le trouble nécessite souvent une intervention professionnelle pour être traité.

5. "C'est une phase; elle passera avec le temps."

Bien que certains puissent surmonter leurs angoisses sociales au fil du temps, pour beaucoup, il s'agit d'un trouble chronique qui nécessite une prise en charge thérapeutique.

6. "La phobie sociale est le résultat d'une éducation trop protectrice ou d'un événement traumatisant."

Bien que certains événements ou environnements puissent contribuer au développement de la phobie sociale, il s'agit souvent d'une combinaison de facteurs génétiques, environnementaux et personnels.

7. "Les médicaments sont la seule solution."

Bien que des médicaments puissent être prescrits pour traiter certains symptômes de la phobie sociale, ils ne sont pas la seule solution. Des approches thérapeutiques, telles que la thérapie cognitivo-comportementale, ont prouvé leur efficacité pour aider les personnes à gérer et à surmonter leur anxiété.

8. "Les personnes avec une phobie sociale évitent toujours tout contact humain."

Ce n'est pas parce qu'une personne souffre de phobie sociale qu'elle évite systématiquement toutes les interactions. Elle peut avoir des moments de confiance ou des situations où elle se sent plus à l'aise. Chaque cas est unique.

9. "La phobie sociale est un signe de faiblesse ou de manque de caractère."

Affronter la phobie sociale au quotidien demande énormément de courage et de force. Il est essentiel de reconnaître la bravoure de ceux qui vivent avec cette condition, plutôt que de les juger ou de les stigmatiser.

10. "Les personnes atteintes ne souffrent que lors d'événements publics majeurs."

La réalité est que même les petites interactions du quotidien, comme passer une commande au café ou faire la conversation avec un voisin, peuvent déclencher une anxiété intense.

Réflexion finale

L'une des plus grandes barrières à la prise en charge effective de la phobie sociale est la désinformation. En éduquant le public et en confrontant ces idées reçues, nous pouvons créer un environnement plus compréhensif et empathique pour les personnes atteintes. La prise de conscience et l'éducation sont essentielles pour changer la perception du trouble et pour offrir un soutien adéquat.

Importance de baser sa compréhension sur des faits et non sur des stéréotypes.

L'ère de l'information dans laquelle nous vivons est à la fois une bénédiction et une malédiction. Si l'accès à la connaissance n'a jamais été aussi simple, la prolifération des informations fausses ou biaisées s'est également accentuée. Quand il s'agit de comprendre des sujets sensibles comme la phobie sociale, s'appuyer sur des stéréotypes ou des idées reçues peut avoir des conséquences néfastes.

1. L'impact des stéréotypes sur les individus atteints

Renforcement des sentiments négatifs : Se voir constamment à travers le prisme des stéréotypes peut renforcer l'image négative que les personnes atteintes ont d'elles-mêmes. Si la société les perçoit comme "timides" ou "introverties", elles peuvent commencer à se voir de cette manière également.

Barrière à la recherche d'aide : Les stigmatisations peuvent dissuader quelqu'un de chercher de l'aide, de peur d'être jugé ou incompris.

2. Les dangers de la désinformation

Diffusion d'informations incorrectes : Les mythes peuvent se propager rapidement, en particulier dans un monde dominé par les réseaux sociaux. Ces fausses informations peuvent créer une image déformée de ce qu'est réellement la phobie sociale.

Conseils mal informés : Se baser sur des idées reçues peut conduire à des conseils inappropriés. Par exemple, dire à une personne de "simplement surmonter" sa peur ne tient pas compte de la complexité du trouble.

3. L'importance d'une éducation basée sur des faits

Construire une base solide : Comprendre la phobie sociale à partir de sources fiables et basées sur des recherches permet de construire une base solide pour aider soit soi-même, soit les autres.

Favoriser l'empathie et le soutien : Lorsque l'entourage comprend la véritable nature de la phobie sociale, il est plus à même d'offrir un soutien adéquat.

4. Comment s'assurer que l'information est fiable?

Recherche des sources : Avant de prendre des informations pour argent comptant, il est essentiel de vérifier leurs origines. Les études scientifiques, les publications universitaires et les organisations professionnelles sont généralement des sources fiables.

Être critique : Questionner les informations, surtout si elles semblent trop simplistes ou généralisatrices. La phobie sociale est un sujet complexe et ne peut être réduite à quelques clichés.

5. L'impact positif de la diffusion d'informations correctes

Création d'environnements plus inclusifs : Les écoles, les lieux de travail et d'autres espaces sociaux peuvent s'adapter pour être plus inclusifs et accueillants pour ceux qui vivent avec la phobie sociale, une fois qu'ils comprennent le trouble.

Renforcement de la solidarité communautaire : Les personnes qui comprennent mieux la phobie sociale peuvent devenir des alliées précieuses, créant un sentiment de solidarité et d'appartenance.

6. Éviter la généralisation

Chaque personne est unique: Il est essentiel de reconnaître que chaque individu souffrant de phobie sociale a sa propre expérience. Les symptômes, leur intensité et leurs déclencheurs peuvent varier grandement d'une personne à l'autre.

Respecter les parcours individuels: Ce qui fonctionne pour une personne en matière de traitement ou de gestion de la phobie sociale peut ne pas fonctionner pour une autre. Il est crucial d'approcher chaque cas avec une ouverture d'esprit.

7. Le rôle des médias dans la perception de la phobie sociale

Représentation dans les films et séries: La manière dont la phobie sociale est représentée dans les médias peut renforcer ou déconstruire les stéréotypes. Les représentations fidèles à la réalité peuvent éduquer le public, tandis que les représentations erronées peuvent perpétuer les idées reçues.

L'importance de la sensibilisation: Encourager des représentations plus exactes et nuancées de la phobie sociale dans les médias peut jouer un rôle crucial dans l'éducation du public.

8. Travailler ensemble pour une meilleure compréhension

L'importance de partager des histoires personnelles: Entendre des témoignages réels de personnes souffrant de phobie sociale peut aider à dissiper les mythes. Ces histoires offrent également une perspective unique, permettant à d'autres de se sentir moins seuls dans leur lutte.

Des ressources à portée de main: Le partage d'informations fiables et basées sur la recherche, que ce soit par le biais de brochures, d'ateliers ou de séminaires, peut contribuer à une meilleure compréhension communautaire du trouble.

Conclusion

Pour avancer vers une société où la phobie sociale est correctement comprise et où les individus qui en souffrent reçoivent le soutien dont ils ont besoin, il est impératif de baser notre compréhension sur des faits. En confrontant activement les stéréotypes et en s'efforçant d'éduquer avec compassion, nous pouvons espérer créer un monde plus inclusif et empathique.

Chapitre 5 :

Stratégies Initiales de Gestion

Introduction aux techniques générales : méditation, respiration, etc.

Vivre avec la phobie sociale peut être éprouvant, tant mentalement que physiquement. Cependant, une variété de techniques simples et accessibles a fait leurs preuves pour aider à apaiser l'anxiété. Ces méthodes, lorsqu'elles sont intégrées régulièrement dans le quotidien, peuvent offrir une bouée de sauvetage pour ceux qui luttent contre l'intensité de leurs symptômes.

1. La méditation

Qu'est-ce que la méditation? : La méditation est une pratique qui consiste à se concentrer intentionnellement, souvent sur la respiration ou un mantra, pour calmer l'esprit et le corps.

Les avantages pour la phobie sociale : En cultivant la pleine conscience, la méditation aide à détourner l'attention des pensées anxieuses et à rester ancré dans le moment présent. Elle peut également améliorer la régulation émotionnelle, ce qui est crucial pour gérer les réactions d'anxiété.

Mise en pratique : Pour débuter, trouvez un endroit calme, asseyez-vous confortablement et concentrez-vous sur votre respiration. Même quelques minutes par jour peuvent faire une différence.

2. Techniques de respiration

L'importance de la respiration : La respiration influence directement notre système nerveux. Une respiration profonde et régulière peut calmer le système nerveux sympathique, qui déclenche la réaction de "combat ou fuite".

Respiration diaphragmatique : En respirant profondément depuis le diaphragme, vous pouvez réduire rapidement votre niveau d'anxiété. Asseyez-vous ou allongez-vous et placez une main sur votre poitrine et l'autre sur votre estomac. Respirez profondément par le nez, en veillant à ce que votre estomac se soulève plus que votre poitrine.

3. Pratiques corporelles douces

Yoga : Le yoga combine la respiration, la méditation, et les mouvements pour harmoniser le corps et l'esprit. Les postures de yoga peuvent libérer les tensions physiques, souvent associées à l'anxiété.

Tai-chi : Cette ancienne pratique chinoise implique des mouvements lents et fluides, favorisant la relaxation et la concentration.

4. Journalisation

Exposer ses pensées : Écrire régulièrement dans un journal peut aider à externaliser et à clarifier les pensées anxieuses. C'est aussi une occasion de reconnaître et de défier les schémas de pensée négatifs.

Gratitude : Tenir un journal de gratitude, où vous notez trois choses pour lesquelles vous êtes reconnaissant chaque jour, peut aider à recentrer votre attention sur le positif.

5. Ancrage

Retour au moment présent : L'ancrage est une technique qui vous aide à vous connecter à l'instant présent. Cela peut être particulièrement utile lorsqu'on se sent submergé par l'anxiété.

5-4-3-2-1: Une technique courante consiste à identifier cinq choses que vous pouvez voir, quatre que vous pouvez toucher, trois que vous pouvez entendre, deux que vous pouvez sentir et une que vous pouvez goûter.

6. La visualisation

Se détacher de l'anxiété : Imaginez un lieu où vous vous sentez en sécurité et détendu. Se transporter mentalement dans cet espace peut offrir un répit face à l'anxiété.

Techniques d'auto-apaisement : Visualisez une lumière ou une énergie apaisante qui enveloppe votre corps, chassant l'anxiété.

7. Exposition graduelle

Face à la peur : L'exposition graduelle consiste à affronter délibérément et progressivement les situations que l'on craint, permettant au cerveau de se "reprogrammer" et de réaliser que ces situations ne sont pas aussi menaçantes qu'il le percevait.

Démarrage lent : Commencez par des situations qui provoquent un faible niveau d'anxiété, et une fois que vous êtes à l'aise avec celles-ci, progressez vers des situations plus anxiogènes.

Importance du suivi : Cette technique est souvent plus efficace lorsqu'elle est réalisée sous la supervision d'un professionnel de santé mentale.

8. Techniques de restructuration cognitive

Identifier les schémas de pensée négatifs : Prenez conscience des pensées automatiques qui surgissent dans les situations sociales. Sont-elles toujours vraies ? Sont-elles le pire scénario possible ?

Défier et remplacer : Une fois identifiées, ces pensées peuvent être défiées et remplacées par des pensées plus réalistes et positives.

9. Techniques de relaxation musculaire

Détente profonde : La relaxation musculaire progressive implique de tendre puis de détendre chaque groupe musculaire du corps, un à un. Cette technique peut aider à relâcher la tension physique liée à l'anxiété.

Pratique régulière : Avec la pratique, vous pourrez reconnaître plus rapidement quand vos muscles sont tendus et apprendre à les relâcher.

10. Importance de la routine

Stabilité et prévisibilité : Avoir une routine quotidienne peut fournir une structure, réduisant l'incertitude et l'indécision qui peuvent déclencher l'anxiété.

Incorporation des techniques : Intégrez les techniques d'apaisement, comme la méditation ou la respiration profonde, à des moments spécifiques de votre journée pour en faire une habitude.

Conclusion

Chaque individu est unique, et ce qui fonctionne pour l'un peut ne pas fonctionner pour l'autre.

C'est pourquoi il est essentiel d'expérimenter et de trouver les techniques qui vous conviennent le mieux. Il peut être bénéfique de consulter un professionnel pour obtenir des conseils personnalisés et un soutien supplémentaire. L'important est de se rappeler que vous avez le pouvoir et les outils pour gérer et atténuer votre anxiété, étape par étape.

Comment ces méthodes peuvent offrir un soulagement immédiat.

Naviguer à travers les remous tumultueux de l'anxiété sociale peut souvent sembler accablant. Toutefois, les techniques que nous avons évoquées précédemment ne sont pas simplement théoriques. Elles possèdent un pouvoir d'action concret, capable d'apporter un soulagement presque instantané en cas de crise. Examinons comment elles fonctionnent en temps réel.

1. La physiologie derrière le soulagement

Réaction de combat ou fuite : Lorsque nous sommes confrontés à une menace - qu'elle soit réelle ou perçue - notre corps déclenche une série de réponses automatisées. Le cœur bat plus vite, la respiration s'accélère, les muscles se tendent.

Ralentissement du système : Les techniques comme la respiration profonde ou la méditation agissent directement sur ce système, ralentissant ces réactions et aidant le corps à retrouver un état d'équilibre.

2. La méditation pour une présence d'esprit

Distraction du tourbillon de pensées : En se concentrant sur le souffle ou un mantra, la méditation peut servir de distraction, détournant l'attention de l'objet de l'anxiété.

Activation de la relaxation : La méditation active le système nerveux parasympathique, opposé au système de combat ou de fuite, ce qui induit un état de calme.

3. La respiration comme ancre

Revenir au présent : En cas de panique, notre esprit peut commencer à envisager les pires scénarios. Se concentrer sur la respiration nous ramène à l'instant présent.

Réduction de l'adrénaline : La respiration profonde peut aider à réduire le niveau d'adrénaline, une hormone du stress, dans le corps.

4. Ancrage pour la réalité

Réinitialisation des sens : La technique 5-4-3-2-1, par exemple, offre un moyen rapide de se reconnecter à son environnement, détournant l'attention des pensées intrusives.

5. Visualisation pour l'évasion

Création d'un espace sûr : Même en étant physiquement présents dans une situation stressante, notre esprit peut se transporter vers un lieu de sérénité grâce à la visualisation.

6. L'importance de la préparation

Anticipation : Si vous savez que vous allez être confronté à une situation potentiellement anxiogène, prenez quelques minutes pour pratiquer une des techniques évoquées. Être proactif peut souvent réduire la sévérité de la réaction d'anxiété.

7. Intégration dans la vie quotidienne

Pratique rend parfait : Plus vous intégrez ces techniques dans votre routine, plus elles deviennent une seconde nature. Au fil du temps, vous trouverez que votre capacité à gérer les épisodes d'anxiété s'améliore.

8. La force des affirmations positives

Réorientation cognitive : En cas d'attaque d'anxiété, répétez des affirmations positives. Ces affirmations peuvent servir de rappel que vous êtes en sécurité, que vous êtes compétent, et que la situation actuelle est temporaire.

9. Musique et sons apaisants

Fréquences calmantes : Écouter de la musique douce ou des sons de la nature peut aider à apaiser l'esprit. Certains trouvent même que des fréquences spécifiques, comme le "battement binaural", peuvent aider à réduire l'anxiété.

10. La force du toucher

Réassurance tactile : Un simple geste, comme le fait de se tenir la main ou une étreinte, peut envoyer un signal apaisant au cerveau. Dans des moments d'intense anxiété, se concentrer sur cette sensation de chaleur et de connexion peut être extrêmement rassurant.

11. Mouvement et exercice physique

Libération d'endorphines : Bouger, que ce soit à travers une promenade rapide, quelques étirements ou même un exercice plus intense, peut aider à libérer des endorphines, des neurotransmetteurs qui agissent comme analgésiques naturels du corps et améliorent l'humeur.

Détournement de l'attention : Se concentrer sur le mouvement peut aider à détourner l'attention des pensées et sensations anxieuses, permettant à l'esprit et au corps de se recentrer.

12. Utilisation d'huiles essentielles

Thérapie aromatique: Des parfums tels que la lavande, la camomille ou le jasmin ont été loués pour leurs propriétés relaxantes.
Quelques gouttes sur un mouchoir ou dans un diffuseur peuvent créer une ambiance apaisante.

13. Création d'un "kit de secours"

Préparation pour les moments difficiles : Ayez à portée de main un ensemble d'objets ou de rappels qui vous aident à vous calmer. Cela peut inclure une photo apaisante, un objet tactile comme une balle anti-stress, ou une note avec des affirmations positives.

Conclusion

Les techniques présentées ici offrent une panoplie d'outils à même de fournir un soulagement rapide en cas de montée d'anxiété. Il est toutefois essentiel de se rappeler que chacun est unique. Il est donc crucial de prendre le temps d'expérimenter différentes techniques afin de trouver celles qui vous conviennent le mieux. L'anxiété sociale, bien que difficile, n'est pas insurmontable. Avec les bonnes méthodes et une volonté d'apprendre, il est tout à fait possible de naviguer à travers ses défis avec confiance et sérénité.

Chapitre 6 :

Plongée Profonde dans les Outils Thérapeutiques

I. Les Thérapies éprouvées

Vivre avec la phobie sociale, c'est souvent naviguer dans un océan d'incertitudes et de tensions. Heureusement, au fil des années, plusieurs thérapies ont été développées et affinées pour offrir des solutions concrètes et efficaces. Plongeons dans deux des approches thérapeutiques les plus reconnues et leur efficacité dans la gestion de la phobie sociale.

1. Thérapie cognitivo-comportementale (TCC)

Qu'est-ce que la TCC? : Cette approche thérapeutique se concentre sur la modification des schémas de pensée et de comportement qui contribuent à des problèmes psychologiques. Elle est basée sur l'idée que nos pensées, nos sentiments et nos comportements sont interconnectés.

Appliquée à la phobie sociale : Dans le contexte de la phobie sociale, la TCC vise à identifier et à remettre en question les pensées négatives ou irréalistes liées aux interactions sociales et à remplacer les comportements d'évitement par des comportements plus adaptés.

Méthodes courantes : Parmi les techniques utilisées en TCC pour traiter la phobie sociale, citons l'exposition (affronter progressivement et systématiquement les situations redoutées), la restructuration cognitive (remplacer les pensées négatives par des pensées plus équilibrées) et le renforcement des compétences sociales.

2. Thérapie d'acceptation et d'engagement (ACT)

Principes fondamentaux : L'ACT se concentre sur l'acceptation des pensées et des sentiments négatifs plutôt que sur leur suppression ou leur modification. Elle encourage à s'engager dans des actions qui correspondent à ses valeurs personnelles, même en présence de pensées ou de sensations inconfortables.

Accepter sans jugement : Au lieu de lutter contre l'anxiété ou de la considérer comme un ennemi, l'ACT enseigne à reconnaître et à accepter ces sensations. Cela peut sembler contre-intuitif, mais cette acceptation peut réduire la puissance de l'anxiété sur le long terme.

Engagement vers l'action : Plutôt que d'éviter les situations par peur de l'anxiété, l'ACT encourage à agir en accord avec ce qui est vraiment important pour soi. Par exemple, si établir des liens sociaux est une valeur importante, l'ACT encouragera à poursuivre cette valeur, même si cela provoque de l'anxiété.

3. Avantages comparatifs

Efficacité de la TCC : De nombreuses études ont montré que la TCC est particulièrement efficace pour traiter la phobie sociale. Elle offre des outils concrets pour gérer l'anxiété et peut entraîner des changements durables dans la manière dont une personne perçoit et réagit aux situations sociales.

Flexibilité de l'ACT : L'ACT peut être particulièrement bénéfique pour ceux qui ont du mal avec les approches plus structurées ou qui se sentent mal à l'aise à l'idée de "combattre" leur anxiété. L'accent mis sur l'acceptation et l'engagement en fait une approche douce mais puissante.

4. Complémentarité des approches

La meilleure thérapie ? Il n'existe pas de "meilleure" thérapie adaptée à tout le monde. L'efficacité d'une approche dépend souvent de l'individu, de sa situation et de ses préférences. Cependant, la TCC et l'ACT peuvent être utilisées de manière complémentaire. Là où la TCC offre des outils pour défier et modifier les pensées, l'ACT apprend à accepter et coexister avec elles, tout en s'orientant vers des actions significatives.

Personnalisation du traitement : Certains thérapeutes peuvent fusionner les éléments de la TCC et de l'ACT pour offrir un traitement adapté aux besoins spécifiques de leur patient.

5. S'engager dans la thérapie

La première étape : Reconnaître le besoin d'aide et chercher un thérapeute est souvent la première étape la plus difficile. C'est aussi la plus cruciale. Se donner la permission de demander de l'aide est un signe de force.

Trouver le bon thérapeute : Il est essentiel de trouver un professionnel avec lequel vous vous sentez à l'aise et en qui vous avez confiance. Cette relation thérapeutique est un élément clé du processus de guérison.

6. Résistance au changement

Nature humaine : Il est naturel de résister au changement, même positif. Les vieilles habitudes et les croyances ancrées ne disparaissent pas du jour au lendemain.
La persévérance est donc cruciale.

Soutien et encouragement : Que ce soit par le biais de groupes de soutien, d'amis, ou de la famille, avoir une source d'encouragement peut être vital, surtout lors des jours difficiles.

Conclusion

La phobie sociale, bien que délicate, est loin d'être une cause perdue. Avec des approches thérapeutiques éprouvées comme la TCC et l'ACT, ainsi qu'avec le soutien adéquat, il est possible de retrouver un sentiment de liberté et de maîtrise dans les interactions sociales. La clé est l'engagement, la patience, et la volonté d'explorer ce qui fonctionne le mieux pour soi.

II . Intégration de ces techniques au quotidien

La théorie et la pratique, bien que complémentaires, sont souvent deux mondes distincts. Si les thérapies éprouvées telles que la TCC et l'ACT offrent des cadres robustes et des techniques spécifiques pour gérer la phobie sociale, leur efficacité est réellement mise à l'épreuve lorsqu'il s'agit de les intégrer dans le tumulte quotidien. Comment alors faire le pont entre la consultation en cabinet et la réalité de tous les jours ?

1. Création d'une routine quotidienne

Structuration du temps : Avoir une routine peut fournir un cadre qui favorise la régularité et la répétition, éléments clés pour l'ancrage d'une nouvelle compétence ou habitude.

Planification de moments dédiés : Qu'il s'agisse de techniques de respiration, de méditation ou d'exercices cognitifs, il est essentiel de leur attribuer un moment spécifique dans la journée.

2. Journal de bord

Suivi des progrès : Tenir un journal permet de suivre ses émotions, ses réussites et ses défis. C'est aussi un excellent moyen de visualiser ses progrès et d'ajuster les techniques utilisées si nécessaire.

Réflexion introspective : Écrire permet souvent de clarifier ses pensées, d'identifier des schémas récurrents et de prendre du recul sur certaines situations.

3. Applications et outils numériques

Assistants quotidiens : De nombreuses applications offrent des outils pour la méditation, la gestion du stress ou même des rappels pour pratiquer certaines techniques.

Connectivité : Certains programmes permettent également de rester en contact avec des professionnels de santé ou d'accéder à des groupes de soutien virtuels.

4. S'entourer de soutien

Le rôle des proches : Informez vos amis ou votre famille des techniques que vous apprenez, afin qu'ils puissent vous soutenir ou même vous rappeler de les pratiquer.

Groupes de soutien : Rejoindre un groupe de soutien local peut être un excellent moyen de partager des expériences, d'apprendre des autres et de pratiquer des techniques dans un environnement sécurisé.

5. Pratiquer dans des situations "sûres"

Mise en situation : Avant de vous confronter à des situations hautement stressantes, essayez vos techniques dans des contextes plus calmes ou familiers. Cela renforce la confiance et prépare pour des défis plus grands.

Étape par étape : Progressivité est le mot clé. Ne vous précipitez pas. Augmentez le niveau de difficulté de vos exercices de manière graduelle.

6. La visualisation comme préparation

Prévoir pour mieux gérer : Avant de vous engager dans une situation sociale potentiellement stressante, prenez un moment pour visualiser le déroulement des événements. Imaginez-vous gérer la situation avec confiance, utilisant les techniques que vous avez apprises.

Renforcement mental : Cette pratique peut non seulement renforcer votre préparation mentale mais également vous permettre de répondre plus calmement lorsque confronté à la situation réelle.

7. Mises à jour régulières

Évolution et adaptation : Comme toute compétence, votre capacité à gérer l'anxiété sociale évoluera avec le temps. Il est donc essentiel de revoir et d'ajuster vos techniques régulièrement pour qu'elles restent efficaces.

Feedback constructif : Demandez régulièrement des retours à votre thérapeute, ou même à vos proches, sur vos progrès et ajustements à réaliser.

8. Cultiver la <u>patience</u> et la bienveillance envers soi

La route vers la guérison est sinueuse : Il y aura des jours meilleurs et des jours plus difficiles. Il est essentiel de se rappeler que chaque effort, même petit, vous rapproche de votre objectif.

Célébrer les petites victoires : Chaque fois que vous parvenez à gérer une situation sociale, prenez un moment pour reconnaître et célébrer cet accomplissement.

Conclusion

L'intégration de techniques thérapeutiques dans la vie quotidienne n'est pas toujours une tâche aisée. Cela demande du temps, de la persévérance, et une bonne dose de patience. Cependant, avec un engagement constant, ces outils peuvent devenir une seconde nature, transformant les défis de la phobie sociale en simples obstacles surmontables. La véritable clé réside dans la pratique constante, la réflexion et l'adaptabilité.

Chapitre 7 :

Élaboration de Votre Plan d'Action Personnalisé

Étape 1 : Évaluation personnelle : L'art de se connaître soi-même

Lorsque l'on entreprend un voyage, la première étape consiste souvent à localiser notre point de départ sur une carte. Dans notre quête pour surmonter la phobie sociale, cette carte est notre conscience de soi et notre point de départ est notre évaluation personnelle actuelle.

Le miroir de l'âme

L'auto-évaluation est ce miroir intérieur qui reflète notre réalité psychologique. Il ne s'agit pas simplement de se demander : "Ai-je de l'anxiété sociale ?". La question est plus profonde : "Comment cette anxiété sociale se manifeste-t-elle en moi ?" "Quelle est son intensité ?" "Quels sont les déclencheurs spécifiques qui exacerbent mes symptômes ?"

Le pouvoir des questionnaires

Des outils tels que les questionnaires peuvent être incroyablement utiles. Ce ne sont pas de simples formulaires à remplir, mais des instruments qui, lorsqu'ils sont utilisés correctement, peuvent dévoiler des facettes cachées de notre expérience avec l'anxiété sociale. Ils peuvent révéler des modèles comportementaux, des déclencheurs émotionnels, ou même des souvenirs enfouis qui contribuent à notre état actuel.

Journaling : Une conversation avec soi-même

Écrire régulièrement dans un journal est une autre méthode puissante d'auto-évaluation. Il ne s'agit pas seulement de noter les événements de la journée, mais de décrire nos réactions émotionnelles, nos pensées et nos sentiments face à ces événements. Au fil du temps, ces entrées peuvent révéler des modèles, des déclencheurs et des tendances qui, autrement, pourraient rester cachés.

Les bienfaits de la méditation

La méditation, en particulier la méditation de pleine conscience, est une autre technique puissante d'auto-évaluation. Elle nous invite à nous asseoir avec nos pensées et nos émotions, sans jugement ni distraction. C'est une opportunité d'observer comment notre esprit réagit à certaines pensées ou situations, et d'en tirer des enseignements sur la nature de notre anxiété sociale.

Évaluation en partenariat

Parfois, une auto-évaluation peut être complétée par des feedbacks extérieurs. Cela pourrait être un thérapeute, un ami proche ou un membre de la famille. Ces personnes peuvent offrir des perspectives que nous n'avons pas considérées, illuminant des zones d'ombre dans notre propre compréhension.

Introspection sans auto-jugement

L'un des pièges potentiels de l'auto-évaluation est de tomber dans l'auto-jugement ou la critique. Il est essentiel d'aborder cette introspection avec bienveillance. C'est une exploration, pas un procès. Nous sommes là pour apprendre, comprendre et grandir, pas pour nous punir.

Embrasser la vulnérabilité

Lorsqu'on s'engage dans ce processus d'auto-évaluation, il est inévitable de rencontrer des moments de vulnérabilité. La vulnérabilité, bien que souvent perçue comme une faiblesse, est en réalité une force. Elle représente notre capacité à reconnaître nos imperfections, nos peurs et nos insécurités. En embrassant cette vulnérabilité, nous ouvrons la porte à une authentique introspection et à une croissance personnelle profonde.

Feedbacks comme catalyseurs

La réception de feedbacks, qu'ils soient internes (à travers nos propres observations) ou externes (à travers les perceptions des autres), est essentielle. Ils agissent comme des catalyseurs, nous poussant à reconsidérer certaines perspectives ou à renforcer ce que nous savons déjà être vrai pour nous-mêmes.

L'importance du moment présent

L'acte d'évaluer où nous en sommes actuellement dans notre voyage avec l'anxiété sociale est un rappel puissant de l'importance du moment présent. Il est facile de se perdre dans les regrets du passé ou les inquiétudes du futur, mais la véritable transformation commence ici et maintenant.

Réinventer continuellement

L'auto-évaluation n'est pas un acte unique, mais plutôt un processus continu. Au fur et à mesure que nous grandissons, évoluons et changeons, notre évaluation de nous-mêmes doit elle aussi évoluer. Cela signifie que nous devons être prêts à nous réinventer, à repenser nos anciennes croyances et à adopter de nouvelles perspectives.

Un voyage intérieur

En fin de compte, l'auto-évaluation est un voyage profondément intérieur. C'est une quête de vérité, d'authenticité et de compréhension. Et bien que le voyage puisse être semé d'obstacles, il est aussi riche d'enseignements, de découvertes et d'opportunités de croissance.

Conclusion

Comprendre où nous en sommes actuellement est la clé pour déterminer où nous voulons aller et comment y parvenir. Cette évaluation personnelle, bien que parfois difficile, est le premier pas essentiel vers la création d'un plan d'action solide et efficace pour gérer et, éventuellement, surmonter l'anxiété sociale.

Etape 2 : Fixation d'objectifs SMART :

Comment formuler des objectifs Spécifiques, Mesurables, Atteignables, Réalistes, et Temporellement définis concernant la gestion de la phobie sociale.

Fixation d'objectifs SMART : Le Compas de Votre Voyage Thérapeutique

Quand on entreprend un voyage, le choix de la destination est aussi essentiel que le choix du moyen de transport. Dans le cadre de la gestion de la phobie sociale, la destination représente les objectifs que nous souhaitons atteindre. Et pour s'assurer que ces objectifs sont non seulement clairs, mais également réalisables, il est recommandé d'utiliser la méthode SMART.

S pour Spécifique

Définir un objectif de manière vague, comme "je veux me sentir mieux", bien que louable, ne donne pas une direction claire. En le rendant spécifique, par exemple, "je souhaite pouvoir prendre la parole lors des réunions de travail sans ressentir une anxiété paralysante", on a une vision claire de ce que l'on veut accomplir.

Clarté de vision : Un objectif spécifique vous donne un cap à suivre, une direction dans laquelle vous pouvez orienter vos efforts.

Mesure des progrès : La spécificité permet également de mesurer les progrès réalisés.

M pour Mesurable

Si on ne peut pas mesurer un objectif, comment saura-t-on qu'on l'a atteint ? Les objectifs mesurables fournissent des jalons tangibles que vous pouvez suivre au fur et à mesure de votre progression.

Indicateurs clés : Ces indicateurs peuvent être quantitatifs, comme le nombre de fois où vous avez réussi à vous exprimer en public, ou qualitatifs, comme votre ressenti après une interaction sociale.

A pour Atteignable

Il est crucial de fixer des objectifs réalistes. Si l'on vise trop haut trop vite, on risque de se décourager. Par contre, si l'objectif est trop facile, il ne fournira pas suffisamment de stimulation ou de sens de réalisation.

Équilibrer ambition et réalisme : Si votre objectif est de parler devant une foule de mille personnes, commencez peut-être par prendre la parole devant un petit groupe.

R pour Réaliste

Tout objectif, même s'il est atteignable, doit être réaliste par rapport à votre situation actuelle, vos ressources et le temps dont vous disposez.

Évaluation des ressources : Cela inclut non seulement les ressources externes comme le temps et l'argent, mais aussi les ressources internes telles que l'énergie, l'engagement et la motivation.

T pour Temporellement défini

Un objectif sans échéance est comme un navire sans port d'attache. En définissant un cadre temporel, vous vous donnez une deadline qui agit à la fois comme un stimulant et comme un moyen de mesurer vos progrès.

Fixation d'échéances : Que ce soit à court, moyen ou long terme, chaque échéance vous permet d'organiser votre plan d'action.

Priorisation et fractionnement des objectifs

Une fois que l'objectif SMART est clairement établi, une étape essentielle est de le décomposer en étapes plus petites et gérables. Imaginons un escalier : chaque marche représente un petit objectif qui mène au sommet, votre objectif final.

Étape par étape : Au lieu de se concentrer uniquement sur l'objectif final, considérez chaque petite réussite comme une victoire. Par exemple, si votre objectif est de parler en public, commencez par vous exprimer devant un ami, puis devant un petit groupe, et ainsi de suite.
L'importance de la révision

Tout comme la vie, notre parcours pour surmonter la phobie sociale est dynamique. Ce qui semble être un objectif approprié aujourd'hui pourrait nécessiter une modification demain.

Flexibilité : Il est crucial d'être prêt à revoir et réajuster vos objectifs en fonction des circonstances, de nouvelles informations ou simplement de la manière dont vous vous sentez à leur sujet.

Feedback constant : Que ce soit par l'auto-réflexion ou par le biais de thérapeutes et de proches, il est essentiel de rester ouvert aux retours et de les utiliser comme outils pour peaufiner vos objectifs.

Célébration et reconnaissance

Il est tout aussi vital de reconnaître et de célébrer vos réalisations, petites ou grandes.

Valorisation des efforts : Chaque pas en avant, chaque obstacle surmonté, mérite d'être célébré. Ces célébrations agissent comme des renforcements positifs, alimentant votre motivation pour les étapes à venir.

Visualisation des progrès : Gardez une trace de vos réussites, que ce soit dans un journal, sur un tableau, ou même par des photos. Voir visuellement vos progrès peut être une source d'inspiration formidable.

Conclusion

La fixation d'objectifs SMART n'est pas simplement une étape administrative dans le parcours thérapeutique. C'est le fondement même de ce voyage, offrant direction, clarté et motivation. En s'appropriant ce processus et en l'intégrant profondément dans sa démarche de guérison, on se donne les meilleures chances de transformer ses défis en victoires et son anxiété en confiance.

Etape 3 : Techniques et routines à adopter :

Une introduction à diverses techniques bénéfiques.

Techniques et routines à adopter : Les Outils de Votre Renaissance

Alors que la phobie sociale peut parfois nous donner l'impression d'être piégé dans une prison intangible, il existe une multitude d'outils et de techniques à notre disposition pour en desserrer progressivement les barreaux. L'adoption de certaines techniques et la mise en place de routines s'avèrent essentielles dans cette quête de liberté émotionnelle.

1. La respiration profonde : Votre ancre

Lorsque l'anxiété frappe, notre respiration devient souvent rapide et superficielle. Apprendre à contrôler consciemment notre respiration peut avoir un impact significatif sur notre capacité à gérer l'anxiété.

La technique : Inspirez lentement par le nez, en remplissant d'abord le bas de vos poumons puis le haut, retenez cette respiration quelques instants, puis expirez doucement par la bouche. Imaginez que chaque inspiration apporte le calme et chaque expiration élimine l'anxiété.

2. La méditation de pleine conscience : Votre guide intérieur

La pleine conscience nous invite à être pleinement présents dans l'instant, sans jugement.

L'approche : Trouvez un endroit calme, asseyez-vous confortablement et concentrez-vous sur votre respiration, vos sensations corporelles ou même les sons autour de vous. Lorsque l'esprit s'égare, ramenez-le doucement à votre point de concentration.

3. L'affirmation positive : Votre bouclier

Les affirmations positives consistent à répéter des phrases ou des déclarations qui renforcent une croyance ou un comportement positif.

La méthode : Choisissez des affirmations qui résonnent avec vous, comme "Je suis plus fort que cette anxiété qui me nargue" ou "Je suis digne d'amour et d'acceptation". Répétez-les chaque jour, en les intégrant dans votre routine matinale ou avant une situation stressante.

4. L'exposition graduelle : Votre entraînement

Plutôt que d'éviter les situations qui déclenchent l'anxiété, l'exposition graduelle vous encourage à les affronter progressivement.

La stratégie : Commencez par des situations moins menaçantes, puis travaillez à augmenter progressivement le niveau de difficulté. Par exemple, si parler en public est une source d'anxiété, commencez par parler devant un ami, puis un petit groupe, et ainsi de suite.

5. La tenue d'un journal : Votre miroir émotionnel

Documenter vos pensées, vos sentiments et vos expériences peut servir de réflecteur à votre voyage intérieur. C'est une manière intime et profonde d'observer vos réactions, de reconnaître les modèles et d'apporter des ajustements.

Pratique : Chaque soir, prenez un moment pour écrire les moments où vous avez ressenti de l'anxiété, comment vous avez réagi, et comment vous auriez aimé réagir. Cela vous donne une perspective et un sens de contrôle sur votre parcours.

6. L'exercice physique : Votre libération naturelle

L'activité physique n'est pas seulement bénéfique pour le corps, elle est aussi extrêmement thérapeutique pour l'esprit. L'exercice libère des endorphines, souvent appelées "hormones du bonheur", qui peuvent aider à réduire l'intensité de l'anxiété.

Recommandation : Trouvez une activité que vous aimez, qu'il s'agisse de marcher, courir, nager, ou même danser. L'important est de bouger régulièrement et de permettre à votre corps de devenir un allié dans votre lutte contre l'anxiété.

7. La visualisation : Votre projection vers le succès

Imaginer un résultat positif avant de se trouver dans une situation anxieuse peut aider à instaurer un sentiment de confiance.

Technique : Avant une situation qui vous met habituellement mal à l'aise, fermez les yeux et imaginez-vous la gérer avec aisance et confiance. Ressentez les sensations associées à ce succès.

Conclusion

Chacune de ces techniques et routines offre un outil précieux dans l'arsenal contre l'anxiété sociale. L'adoption de même quelques-unes d'entre elles, et leur intégration régulière dans votre quotidien, peut conduire à des améliorations significatives. Rappelez-vous que chaque personne est unique. Ce qui fonctionne pour l'un peut ne pas fonctionner pour un autre. L'important est de continuer à expérimenter, à s'adapter, et surtout, à croire en votre capacité à surmonter et à prospérer.

Etape 4 : Surmonter des défis personnels et adaptation du plan :

Exploration des obstacles et ajustements nécessaires.

Surmonter des défis personnels : La route sinueuse vers le bien-être

Chaque voyage est parsemé d'obstacles. En matière de santé mentale, ces défis peuvent souvent sembler insurmontables. Toutefois, avec les outils appropriés et une perspective éclairée, même les montagnes les plus intimidantes peuvent être gravies.

1. Reconnaissance et acceptation

Le premier pas pour surmonter tout défi est de le reconnaître et de l'accepter.

Perspective : Plutôt que de voir les défis comme des signes d'échec, considérez-les comme des jalons sur votre parcours. Ils sont là pour tester votre détermination, affiner vos compétences et vous rappeler pourquoi vous avez entrepris ce voyage.

2. Analyse et compréhension

Pour chaque défi rencontré, prenez un moment pour l'analyser.

Questionnement : Pourquoi cette situation particulière provoque-t-elle de l'anxiété ? Y a-t-il des déclencheurs spécifiques que vous pouvez identifier ? Comment avez-vous réagi par le passé et comment pourriez-vous réagir différemment à l'avenir ?

3. Stratégies adaptatives

Une fois que vous avez une compréhension claire du défi, envisagez des stratégies pour l'aborder.

Réflexion : Si prendre la parole en public est un défi pour vous, envisagez de rejoindre un club d'art oratoire ou de pratiquer des discours devant des amis proches avant de vous présenter devant un grand groupe.

4. Chercher du soutien

Vous n'êtes pas seul dans ce voyage. Entourez-vous de personnes qui comprennent, qui soutiennent et qui peuvent offrir des conseils précieux.

Réseautage : Rejoignez des groupes de soutien, consultez des thérapeutes ou parlez-en simplement à des amis de confiance. Chaque perspective peut offrir des aperçus précieux.

5. La flexibilité est la clé

La vie est imprévisible et, parfois, malgré tous vos plans, les choses ne se déroulent pas comme prévu. Lorsque cela se produit, il est essentiel de rester flexible.

Réajustement : Si une approche ne fonctionne pas, ne vous découragez pas. Au lieu de cela, évaluez ce qui n'a pas fonctionné, ajustez votre stratégie et essayez à nouveau. La résilience se trouve dans la capacité à s'adapter et à persévérer.

6. La célébration des petites victoires

Chaque défi que vous surmontez, chaque fois que vous sortez de votre zone de confort, mérite d'être célébré.

Reconnaissance : Que ce soit en vous offrant quelque chose que vous aimez, en passant du temps de qualité avec vos proches ou simplement en reconnaissant intérieurement votre progrès, la célébration renforce votre confiance et votre motivation pour les étapes à venir.

7. Rester engagé

Le plus grand défi dans n'importe quel voyage est de rester engagé, surtout lorsqu'il semble que les progrès sont lents ou inexistants.

Persévérance : Souvenez-vous de la raison pour laquelle vous avez entrepris ce voyage. Gardez cette raison à l'esprit, en particulier lors des moments difficiles, et utilisez-la comme un rappel pour rester engagé et déterminé.

Conclusion

Les défis sont une partie inévitable du voyage pour surmonter la phobie sociale. Mais avec la perspective et les outils appropriés, ils peuvent être transformés en opportunités d'apprentissage et de croissance. Chaque défi surmonté renforce non seulement votre confiance en vous, mais aussi votre capacité à gérer les obstacles futurs. En embrassant ces défis et en restant engagé dans le processus, le bien-être et la liberté émotionnelle sont non seulement possibles, mais également probables.

Chapitre 8 : Exercices

Des exercices concrets et détaillés pour la mise en pratique.

1: Exercices de respiration : Un refuge intérieur

La respiration est l'un des processus les plus fondamentaux de notre corps, et pourtant, nombreux sont ceux qui n'ont jamais pleinement exploré le pouvoir qu'elle peut avoir sur notre esprit. Lorsque nous sommes confrontés à des moments d'anxiété ou de stress, notre respiration devient souvent rapide et superficielle, ce qui peut intensifier ces sentiments inconfortables. En revanche, apprendre à contrôler et à diriger notre respiration peut nous offrir un havre de paix, même dans les moments les plus tumultueux.

Respiration abdominale : Retrouver le calme en soi

C'est une technique simple mais puissante qui nous ramène à la manière dont les bébés respirent naturellement.

Le concept :
Lorsque nous respirons profondément, nos poumons se remplissent d'air, faisant ainsi bouger notre diaphragme, le muscle situé sous les poumons. Cela provoque une légère expansion de notre abdomen. Cette respiration profonde peut aider à apaiser l'esprit et le corps.

La pratique :
Trouvez un endroit calme où vous pouvez vous asseoir ou vous allonger confortablement.

Placez une main sur votre poitrine et l'autre sur votre abdomen.

Inspirez lentement par le nez, en veillant à ce que votre abdomen se soulève (plus que votre poitrine).

Retenez cette respiration pendant quelques instants.

Expirez doucement par la bouche, en ressentant votre abdomen redescendre.

À retenir : Si cela vous semble étrange ou difficile au début, ne vous inquiétez pas. Avec la phobie sociale, votre corps s'est peut-être habitué à des schémas respiratoires plus rapides pendant des moments d'anxiété. Avec le temps et la pratique, cette technique vous deviendra naturelle et vous pourrez l'utiliser comme un outil précieux pour retrouver votre calme en toutes situations.

La respiration carrée : L'harmonie dans la symétrie

Cette technique, parfois appelée respiration "boxée" ou "à quatre temps", est une méthode simple mais puissante pour ramener l'équilibre et le calme dans l'esprit et le corps, en particulier dans les moments d'agitation ou d'inconfort.

Le concept :
Le nom de cette technique découle de sa structure : elle consiste à diviser la respiration en quatre parties égales, formant les côtés d'un carré imaginaire. Chaque étape dure le même nombre de secondes, créant ainsi une cadence régulière et prévisible qui peut être rassurante.

La pratique :
Trouvez un endroit paisible où vous pouvez vous asseoir ou vous allonger sans être dérangé.

Fermez les yeux pour mieux vous concentrer sur votre respiration.

Inspirez lentement par le nez en comptant jusqu'à quatre.

Retenez cette respiration en comptant à nouveau jusqu'à quatre.

Expirez doucement par la bouche en comptant jusqu'à quatre.

Gardez vos poumons vides en comptant une dernière fois jusqu'à quatre.

Répétez ce cycle aussi longtemps que nécessaire, en vous concentrant sur le rythme et la régularité.

À retenir : L'un des avantages de la respiration carrée est qu'elle peut être pratiquée presque partout, que vous soyez en public ou seul. Si vous vous trouvez dans une situation stressante ou si vous vous sentez submergé par l'anxiété, prenez un moment pour vous recentrer avec cette technique. Vous pourriez être surpris de voir à quel point quelque chose d'aussi simple peut avoir un impact si profond.

Techniques de visualisation : Le pouvoir de l'imagination pour guider et guérir

L'esprit humain est un outil puissant. Il peut nous emprisonner avec des pensées négatives ou nous libérer avec des visions positives. La visualisation est un moyen d'utiliser cet outil à notre avantage, en créant délibérément des images mentales qui nous apaisent, nous renforcent ou nous guident.

Visualisation positive : Cultiver un jardin intérieur de paix et de confiance

Nous avons tous en nous une réserve de souvenirs et d'expériences positives. Même dans les moments les plus sombres, il y a des éclats de bonheur, des moments de rire, des journées ensoleillées, des étreintes chaleureuses. La visualisation positive est le processus de se reconnecter à ces moments, de les revivre et de s'y accrocher.

Le concept :
Il s'agit de prendre un moment pour fermer les yeux et imaginer un scénario ou un souvenir qui vous apporte du bonheur, de la confiance ou du réconfort.

La pratique :
S'installer confortablement : Trouvez un endroit calme, asseyez-vous ou allongez-vous, et fermez les yeux.
Respirer profondément : Prenez quelques respirations profondes pour aider à calmer votre esprit.
Choisir votre scénario : Pensez à un moment où vous vous êtes senti particulièrement heureux, fier ou aimé. Cela pourrait être un souvenir d'enfance, un accomplissement récent ou même un rêve futur.

Se plonger dedans : Visualisez ce moment en détail. Quelles sont les couleurs que vous voyez? Y a-t-il des sons associés à ce souvenir? Comment vous sentez-vous dans cette situation?

À retenir :
La beauté de la visualisation positive est qu'elle est entièrement sous votre contrôle. Chaque fois que vous vous sentez submergé par la phobie sociale ou d'autres inquiétudes, vous pouvez recourir à cette technique pour vous rappeler des moments plus heureux et vous redonner de la force.

Ancrage : Se raccrocher à un moment stable

L'ancrage est une technique puissante qui permet de créer une association entre un stimulus externe (comme toucher une partie spécifique de votre corps) et un sentiment interne de calme ou de stabilité. C'est comme avoir un bouton "pause" pour votre esprit, vous permettant de vous recentrer rapidement lorsqu'une situation devient stressante ou écrasante.

Le concept :
L'idée est d'établir un lien entre un geste physique simple et un état d'esprit calme et centré. Une fois cet ancrage établi, vous pouvez utiliser le geste pour vous aider à revenir à cet état de paix intérieure à tout moment.

La pratique :
Préparation : Trouvez un endroit paisible où vous ne serez pas dérangé. Asseyez-vous ou allongez-vous confortablement.

Respiration profonde : Commencez par prendre quelques respirations profondes, en vous concentrant sur l'expansion et la relaxation de votre abdomen.

Visualisation : Imaginez un moment où vous vous êtes senti complètement calme, en sécurité et en paix. Plongez-vous dans ce souvenir, en ressentant toutes les émotions associées.

Établir l'ancrage : Pendant que vous êtes immergé dans ce sentiment de tranquillité, touchez une partie spécifique de votre corps (comme votre poignet, votre oreille ou un doigt en particulier). Tenez cette position pendant quelques instants, en associant fermement ce toucher à votre sentiment de calme.

Pratique :
Dans les jours et les semaines qui suivent, utilisez cet ancrage chaque fois que vous ressentez le besoin de vous recentrer. Avec le temps, la simple action de toucher votre ancrage peut vous aider à retrouver votre calme intérieur.
À retenir : Comme toutes les techniques, l'ancrage nécessite de la pratique. Mais avec le temps, il peut devenir un outil précieux dans votre arsenal pour gérer l'anxiété et la phobie sociale.

Journaling émotionnel : Une plongée introspective

L'écriture journalière, souvent négligée, est un outil thérapeutique efficace pour gérer les émotions. Elle offre un espace d'expression libre, permettant de clarifier les pensées et d'extérioriser les sentiments. C'est une voie privilégiée pour s'engager dans un dialogue honnête avec soi-même, offrant des insights qui peuvent autrement passer inaperçus.

Suivi des déclencheurs : Identifier ce qui exacerbe l'anxiété

Chacun d'entre nous possède ses propres déclencheurs d'anxiété. Il s'agit d'événements, de situations ou même de pensées qui amplifient notre anxiété ou déclenchent une attaque de phobie sociale. Ces déclencheurs peuvent être aussi simples qu'un appel téléphonique imprévu, une interaction avec un étranger, ou même un souvenir particulier.

Le concept :
En tenant un journal des moments où votre anxiété est exacerbée, vous pouvez commencer à reconnaître des schémas. Une fois que vous avez identifié ces déclencheurs, vous pouvez travailler à les affronter ou à développer des stratégies pour les gérer.

La pratique :
Munissez-vous d'un journal : Cela peut être un cahier simple, un journal dédié ou même une application de journalisation sur votre téléphone.
Notez vos expériences quotidiennes : Chaque soir, prenez un moment pour réfléchir à votre journée. Était-ce une bonne journée? Une journée difficile? Pourquoi?
Recherchez des déclencheurs : À chaque fois que vous avez ressenti de l'anxiété ou que vous avez été confronté à une situation de phobie sociale, notez les détails. Où étiez-vous? Qui était présent? Que faisiez-vous?

Cherchez des schémas : Au fil du temps, vous commencerez à voir des tendances. Peut-être que parler en public est un déclencheur constant, ou que certaines personnes ou lieux semblent toujours susciter de l'anxiété.

À retenir :
La prise de conscience est le premier pas vers le changement. En reconnaissant et en comprenant vos déclencheurs d'anxiété, vous êtes mieux équipé pour les affronter et, éventuellement, pour les surmonter.

Réflexions positives : Célébrer chaque pas en avant

Dans notre quête de mieux-être, nous avons souvent tendance à nous concentrer sur les obstacles et les échecs, négligeant de célébrer les petites victoires qui jalonnent notre chemin. En gardant une trace de nos progrès et de nos réussites, aussi minimes soient-elles, nous renforçons notre confiance en nous et alimentons notre motivation.

Réflexions positives : Consigner les succès et les progrès

Chaque pas que nous faisons vers la gestion de notre phobie sociale est une réalisation. Même une simple interaction qui, auparavant, aurait été source d'angoisse mais qui se passe sans encombre est une victoire. Ces moments méritent d'être reconnus et célébrés.

Le concept :
Tenir un journal des moments positifs, des succès et des progrès dans le traitement de la phobie sociale offre une source de motivation et de réconfort. Il sert de rappel tangible que le changement est possible et que vous progressez, même si cela ne semble pas toujours évident.

La pratique :

Sélection d'un espace dédié : Cela pourrait être une section distincte de votre journal émotionnel, un autre cahier ou une application de notes.

Notez régulièrement : Chaque fois que vous avez un moment positif, aussi petit soit-il, notez-le. Cela pourrait être une interaction sociale réussie, une journée sans anxiété majeure, ou même le simple fait de vous sentir bien dans un environnement auparavant anxiogène.

Revisitez vos notes : Lorsque vous vous sentez découragé ou submergé, relisez vos réflexions positives. Cela peut vous rappeler le chemin parcouru et vous inspirer pour les étapes à venir.

Célébrez vos réussites : Prenez le temps de reconnaître et de célébrer vos réussites. Cela pourrait signifier se faire plaisir d'une manière ou d'une autre, ou simplement reconnaître intérieurement votre progrès.

À retenir :
Dans le combat contre la phobie sociale, chaque petite victoire compte. En consignant et en célébrant ces victoires, vous renforcez votre engagement à continuer à progresser et à vous épanouir.

Méditation et pleine conscience : Le calme au cœur de la tempête

La méditation est une pratique ancienne, transcendant les cultures et les continents. Dans le contexte moderne, avec nos vies souvent tumultueuses et stressantes, la méditation et la pleine conscience offrent une oasis de calme, un refuge où l'esprit peut se ressourcer et se recentrer.

Méditation guidée : Sessions pour la relaxation et l'acceptation

La méditation guidée est une forme de méditation où un instructeur, que ce soit en personne, via un enregistrement ou une application, guide l'individu à travers une série d'instructions méditatives.

Le concept :
Au lieu de laisser l'esprit vagabonder, la méditation guidée donne une direction spécifique à la session, souvent avec un objectif particulier en tête, que ce soit la relaxation, l'acceptation, la gratitude, ou d'autres thèmes de bien-être.

La pratique :
Préparation : Trouvez un endroit calme où vous ne serez pas dérangé. Cela pourrait être une pièce tranquille, un coin de votre jardin, ou même un espace paisible en plein air.
Choix d'une session : Sélectionnez une méditation guidée centrée sur la relaxation et l'acceptation. Il existe de nombreuses ressources en ligne, des applications aux vidéos YouTube, proposant des sessions guidées de différentes durées et pour différents niveaux d'expérience.
Suivez le guide : Asseyez-vous ou allongez-vous confortablement, fermez les yeux et écoutez les instructions. Laissez-vous guider à travers la session, en suivant chaque étape tout en restant centré sur votre respiration et les sensations de votre corps.

Intégrez la pratique : Essayez de rendre la méditation guidée partie intégrante de votre routine. Cela pourrait être le matin pour démarrer la journée avec sérénité, le soir pour décompresser, ou à tout moment où vous ressentez le besoin de vous recentrer.

À retenir :
La méditation guidée est une porte d'entrée accessible pour ceux qui sont nouveaux à la méditation. Elle fournit une structure et un support, facilitant l'expérience méditative même pour les novices. Avec le temps et la pratique régulière, vous découvrirez probablement un sentiment accru de paix, d'acceptation et de connexion avec vous-même.

Scan corporel : Un voyage de prise de conscience à travers le corps

Le corps humain est une merveille complexe, une machinerie délicate d'interactions et de réactions. Cependant, dans le tumulte de la vie moderne, nous devenons souvent déconnectés de nos propres corps, ignorant les signaux subtils qu'il nous envoie. Le scan corporel est une technique de méditation qui nous invite à nous reconnecter à notre corps, à reconnaître où nous retenons le stress et la tension, et à apprendre à les relâcher.

Scan corporel : Reconnaître et libérer les tensions physiques

Le scan corporel est une forme de méditation de pleine conscience centrée sur la sensation et la perception du corps de l'intérieur.

Le concept :
Par le biais d'une attention dirigée, vous parcourrez mentalement chaque partie de votre corps, notant les sensations, les tensions ou les inconforts. C'est un processus d'auto-exploration qui permet d'identifier et de libérer les tensions accumulées.

La pratique :

Position de départ : Allongez-vous confortablement sur le dos, les jambes légèrement écartées et les bras reposant sur les côtés, paumes vers le haut.

Fermez les yeux et respirez : Prenez quelques respirations profondes pour vous centrer. Sentez l'air entrer et sortir, et essayez de relâcher toute tension initiale.

Commencez par les pieds : Portez votre attention sur vos pieds. Notez toutes les sensations, qu'il s'agisse de tension, de picotement, de chaleur ou de froideur.

Remontez lentement : Après avoir passé un moment avec vos pieds, déplacez votre attention vers vos chevilles, puis vos mollets, genoux, et ainsi de suite. Pour chaque partie du corps, notez simplement les sensations sans jugement.

Si vous trouvez une tension... : Si vous identifiez une zone de tension ou d'inconfort, respirez profondément, en imaginant l'air circulant vers cette zone, puis relâchez la tension en expirant.

Finissez par la tête : Une fois que vous avez parcouru tout votre corps, prenez un moment pour sentir votre corps dans son ensemble, en notant la différence avant et après le scan.

À retenir :

Le scan corporel est une pratique puissante qui nous aide à renouer avec notre corps. Avec le temps, cela peut augmenter notre conscience corporelle et nous permettre de reconnaître et de traiter la tension ou le stress avant qu'ils ne deviennent problématiques.

Pratiques d'exposition graduelle : Affronter la peur étape par étape

L'anxiété et la phobie sociale sont souvent alimentées par la peur de l'inconnu, la peur des situations sociales particulières ou la peur des réactions des autres. Cependant, l'évitement, bien que rassurant à court terme, ne fait que renforcer ces craintes sur le long terme. L'exposition graduelle est une technique cognitive-comportementale éprouvée qui consiste à affronter ces peurs de manière structurée et progressive.

Confronter les craintes : Établir une liste hiérarchisée d'activités ou de situations

L'objectif est d'affronter ses peurs, mais de le faire de manière à ne pas se sentir submergé.

Le concept :
Avant de plonger tête baissée, il est essentiel de définir clairement à quoi ressemblent ces situations ou activités redoutées. Une fois identifiées, ces situations sont classées selon le niveau de crainte qu'elles génèrent, permettant une approche graduelle.

La pratique :
    Réflexion initiale : Prenez un moment pour réfléchir aux situations qui déclenchent votre phobie sociale ou votre anxiété.
    Listez-les : Écrivez chaque situation ou activité sur une feuille de papier ou dans un journal.
    Hiérarchisez : Classez ces situations de la moins anxiogène à la plus anxiogène. Par exemple, passer un appel téléphonique pourrait être moins stressant que de parler en public.

Exposition progressive : Commencez par la situation la moins stressante de votre liste. Exposez-vous à cette situation jusqu'à ce que votre niveau d'anxiété diminue. Une fois que vous vous sentez à l'aise avec cette situation, passez à la suivante.

Adaptez et évoluez : Si une situation particulière s'avère trop écrasante, il peut être nécessaire de la diviser en étapes encore plus petites ou de prendre un peu plus de temps avant de progresser.

À retenir :
La clé de l'exposition graduelle est la patience et la persévérance. Il ne s'agit pas d'une course, mais d'un voyage d'auto-amélioration. Chaque étape franchie, aussi petite soit-elle, est une victoire en soi.

Défis hebdomadaires : Des marches vers une liberté retrouvée

La confrontation à nos craintes est un voyage, non un sprint. Au lieu de se précipiter tête baissée dans des situations potentiellement écrasantes, l'adoption d'une approche structurée, étape par étape, peut rendre ce processus beaucoup plus gérable. En se fixant des défis hebdomadaires, on crée une cadence, un rythme qui permet de progresser régulièrement tout en renforçant sa confiance en soi.

Défis hebdomadaires : S'exposer progressivement et délibérément aux situations redoutées

L'idée est d'établir une routine où, chaque semaine, une nouvelle situation, ou une variation d'une situation précédente, est abordée.

Le concept : Chaque semaine, choisissez un élément de votre liste hiérarchisée (établie précédemment) comme votre "défi de la semaine". Engagez-vous à affronter cette situation au moins une fois pendant la semaine.

La pratique :

Planification : Au début de la semaine, choisissez votre défi. Cela peut être quelque chose de nouveau ou une répétition d'un défi précédent pour renforcer votre confiance.

Préparation : Passez un moment à visualiser la situation. Imaginez-vous la traversant avec succès. Ressentez les sensations positives associées à la réussite.

Mise en action : Confrontez-vous délibérément à la situation choisie. Rappelez-vous qu'il ne s'agit pas de réussir parfaitement, mais de s'exposer et d'apprendre.

Réflexion : Après avoir relevé le défi, prenez un moment pour réfléchir. Comment cela s'est-il passé ? Qu'avez-vous appris ? Y a-t-il des choses que vous pourriez faire différemment la prochaine fois ?

Récompense : Félicitez-vous d'avoir affronté une peur, quel que soit le résultat. Célébrez de petites manières : un moment de détente, une friandise, ou même une note positive dans votre journal.

À retenir :
L'exposition régulière et délibérée aux situations redoutées vous aidera, avec le temps, à diminuer votre niveau d'anxiété associé à ces situations. Les défis hebdomadaires sont l'occasion d'expérimenter, d'apprendre et de grandir, tout en renforçant votre résilience face à la phobie sociale.

Affirmations et reformulation cognitive : Vers une perception plus saine de soi

Nos esprits sont inondés de pensées chaque jour, certaines constructives, d'autres autodestructrices. Dans le contexte de la phobie sociale, ces pensées négatives sur soi-même ou sur la perception des autres à notre égard peuvent renforcer l'anxiété. La reformulation cognitive, accompagnée de l'utilisation d'affirmations, est un moyen puissant de changer cette dynamique, transformant ainsi les perceptions négatives en convictions positives.

Création d'affirmations : Renforcer l'estime de soi

L'objectif des affirmations est de créer et de renforcer des croyances positives et constructives sur soi-même.

Le concept :
Les affirmations sont des déclarations positives formulées au présent, centrées sur soi, qui visent à transformer notre dialogue intérieur. En répétant ces affirmations, on cherche à imprégner l'esprit de ces croyances positives, en évinçant ainsi les pensées négatives ou autodestructrices.

La pratique :
Identification des pensées négatives : Avant de pouvoir les contrer, il est crucial d'identifier les croyances ou pensées négatives que vous pouvez avoir sur vous-même.
Formulation d'affirmations : Une fois identifiées, transformez ces pensées négatives en affirmations positives. Si vous pensez souvent "Je suis incompétent en société", votre affirmation pourrait être "Je suis capable et confiant dans mes interactions sociales".

Répétition quotidienne : Consacrez du temps chaque jour à la répétition de vos affirmations. Que ce soit devant un miroir, pendant la méditation ou à un moment tranquille, lisez ou dites vos affirmations à haute voix.

Gardez-les à portée de main : Écrivez vos affirmations sur des post-its, dans un journal, ou enregistrez-les sur votre téléphone. Avoir un rappel constant peut être un renfort puissant.

Revoyez et adaptez : Vos besoins et perceptions peuvent évoluer avec le temps. N'hésitez pas à revoir vos affirmations et à les ajuster selon votre croissance personnelle.

À retenir :

Les affirmations sont plus qu'une simple répétition de mots. Ce sont des déclarations d'intention, des pierres angulaires sur lesquelles bâtir une estime de soi solide. En les intégrant dans votre routine quotidienne, vous posez les bases d'une transformation intérieure durable.

Techniques de reformulation : Recalibrer l'esprit pour voir le positif

Notre cerveau a une tendance naturelle à se concentrer sur le négatif, un vestige évolutif conçu pour nous protéger des dangers. Cependant, dans le monde moderne, cette prédisposition peut souvent se traduire par des distorsions cognitives qui alimentent et renforcent notre anxiété. La reformulation est un outil essentiel pour recadrer ces pensées, offrant une perspective plus équilibrée et positive.

Transformer les pensées négatives en affirmations positives

La reformulation ne consiste pas simplement à remplacer une pensée négative par une positive, mais à déconstruire la pensée initiale, à en comprendre la source, et à la reconstruire d'une manière qui soutient notre bien-être.

Le concept :

La reformulation vise à prendre une pensée négative, souvent automatique, et à la transformer en une pensée plus neutre ou positive, qui est plus en phase avec la réalité.

La pratique :

Reconnaissance : Prenez conscience de vos pensées automatiques négatives. C'est la première étape pour les contester.

Questionnez la pensée : Est-ce vraiment vrai ? Y a-t-il des preuves de cette pensée ? Existe-t-il des preuves contraires ?

Visualisez le positif : Si une situation n'a pas bien tourné, essayez de visualiser comment elle aurait pu se passer positivement.

Reformulez : Transformez cette pensée négative. Par exemple, au lieu de penser "Je suis toujours maladroit lors des réunions", vous pourriez reformuler en "J'ai eu quelques moments maladroits, mais j'ai aussi eu beaucoup de contributions valables".

Affirmez la pensée positive : Utilisez cette reformulation comme une affirmation, en la répétant pour renforcer la croyance positive.

À retenir :

La reformulation est une compétence qui demande de la pratique. Avec le temps, vous trouverez qu'il devient plus facile d'identifier les pensées négatives et de les recadrer, construisant ainsi un état d'esprit plus résilient et positif.

Conclusion

Réflexions finales sur le voyage pour surmonter la phobie sociale

La phobie sociale, ce mal invisible qui s'immisce dans la vie de tant d'individus, est un combat qui se mène à la fois dans l'ombre et à la lumière. Tandis que certaines batailles sont livrées en silence, loin des regards, d'autres sont visibles, exprimées par des sueurs froides, des mains tremblantes ou un regard fuyant. Mais, au cœur de ce tumulte, une constante demeure : la quête incessante de liberté et d'épanouissement.

Notre exploration a dévoilé la complexité et la profondeur de cette condition. Nous avons voyagé à travers ses méandres, tenté de comprendre ses origines et ses manifestations, et cherché à discerner la timidité de la véritable phobie sociale. Ces nuances, subtiles mais cruciales, sont essentielles pour avancer avec clarté et intention.

Les pages précédentes ont été conçues comme une carte, vous guidant à travers le territoire parfois hostile de la phobie sociale. Mais ce ne sont pas simplement des mots ou des concepts que nous avons explorés : c'est un parcours humain, rempli d'émotions, de découvertes et, plus important encore, de résilience.

Ce voyage nous a rappelé que chaque individu est unique. Si les symptômes peuvent se ressembler, l'histoire de chacun est singulière. Et c'est cette singularité qui rend chaque victoire, chaque pas en avant, si précieuse et si significative. La phobie sociale n'est pas une fin en soi, mais plutôt une étape, un défi à relever.

Alors que nous approchons de la fin de ce guide, rappelez-vous que l'essentiel n'est pas de se débarrasser complètement de l'anxiété ou des peurs. C'est, en réalité, d'apprendre à vivre avec, de les apprivoiser, et de ne pas laisser ces sentiments régir la totalité de votre existence. Le courage ne réside pas dans l'absence de peur, mais dans la capacité à continuer malgré elle.

Et alors, même si la route vers la guérison peut sembler longue et semée d'embûches, il est crucial de se rappeler que ce voyage vaut la peine d'être vécu. Car c'est en affrontant ces défis, en acceptant les moments de vulnérabilité, que nous grandissons et évoluons en tant qu'individus.

L'importance de la patience, de la persévérance et du soutien continu.

La patience, la persévérance et le soutien continu sont trois piliers essentiels dans le processus de surmontage de la phobie sociale. Ces qualités, lorsqu'elles sont cultivées et renforcées, peuvent considérablement faciliter la guérison et améliorer la qualité de vie d'une personne. Plongeons-nous dans chacun de ces éléments pour comprendre leur importance fondamentale.

La Patience : Une vertu dans la guérison

La patience est souvent qualifiée de vertu, et ce n'est pas sans raison. Lorsqu'il s'agit de traiter et de surmonter une phobie sociale, la patience est indispensable. Tout d'abord, il est crucial de reconnaître que la guérison est un processus, et non un événement. Elle ne se produit pas du jour au lendemain, mais plutôt à travers une série d'étapes, certaines plus difficiles que d'autres.

Il est naturel de vouloir des résultats immédiats, surtout lorsque l'on ressent une douleur ou un inconfort intenses.
Cependant, s'attendre à une progression linéaire et rapide peut mener à la frustration. L'acceptation que le chemin vers le rétablissement est jonché d'obstacles, de hauts et de bas, est cruciale. Lorsque nous faisons preuve de patience envers nous-mêmes et nos progrès, nous sommes mieux équipés pour gérer les défis et les rechutes éventuelles.

La Persévérance : Continuer malgré les obstacles

Si la patience nous enseigne à attendre avec espoir, la persévérance nous incite à agir malgré les défis. La phobie sociale, comme toute autre condition médicale ou psychologique, présente des défis uniques qui nécessitent une détermination continue. Que ce soit l'appréhension face à une situation sociale, la peur de l'échec, ou même le doute de soi, il est essentiel de persévérer.

La persévérance est étroitement liée à la résilience, cette capacité à rebondir après une chute. Dans le contexte de la phobie sociale, cela peut signifier reprendre des activités sociales après une expérience négative ou continuer à appliquer des techniques de gestion de l'anxiété même lorsqu'elles semblent ne pas fonctionner initialement. Cette qualité aide non seulement à surmonter la phobie sociale, mais aussi à développer une force intérieure qui peut être utilisée dans d'autres domaines de la vie.

Le Soutien Continu : La puissance de la communauté

Bien que la patience et la persévérance soient des qualités intrinsèques, le soutien est souvent externe. Que ce soit sous forme de thérapeutes, de groupes de soutien, d'amis, de famille ou même d'inconnus, le soutien joue un rôle crucial dans le voyage de guérison.

Le sentiment de ne pas être seul, d'avoir quelqu'un ou un groupe qui comprend ce que vous ressentez, est inestimable. Ces réseaux de soutien fournissent des conseils, un lieu d'expression, et surtout, de la compréhension. Dans les moments de doute, ces soutiens peuvent rappeler à la personne l'importance de la patience et de la persévérance, formant ainsi un cercle vertueux.

Surmonter la phobie sociale nécessite un mélange de patience envers soi-même, de persévérance face aux défis et d'un soutien inébranlable. Ces trois éléments, lorsqu'ils sont combinés, créent un environnement propice à la guérison et à la croissance personnelle. C'est en adoptant ces qualités et en s'entourant de soutien que les individus peuvent non seulement surmonter leur phobie sociale, mais aussi s'épanouir dans leur vie quotidienne.

Encouragements pour l'avenir

Alors que nous clôturons ce guide et que vous vous tenez à l'aube d'une nouvelle étape de votre voyage, il est essentiel de vous rappeler que l'avenir est riche de possibilités, d'espoirs et de triomphes. Le chemin vers la guérison, la compréhension et l'autonomie est semé d'obstacles, mais il est aussi pavé d'opportunités d'apprendre, de grandir et de se redéfinir.

Premièrement, souvenez-vous que chaque jour est un nouveau commencement. Chaque aube offre une chance de redéfinir qui vous êtes, de repousser vos limites et de vous surprendre vous-même. Si hier était un défi, aujourd'hui vous donne l'occasion d'apprendre de ces défis et de vous élever au-dessus d'eux. Embrassez cette perspective renouvelée. Considérez chaque jour comme une page vierge, prête à être écrite avec vos espoirs, vos rêves et vos succès.

Deuxièmemement, croyez en votre force intérieure. Vous avez déjà fait preuve de courage en cherchant à comprendre et à surmonter votre phobie sociale. Cette même énergie qui vous a poussé à chercher des réponses est la preuve que vous avez la force et la résilience nécessaires pour naviguer dans les mers tumultueuses de la vie. Vous n'êtes pas seul dans ce voyage, et cette force collective vous propulsera vers l'avenir que vous méritez.

Troisièmement, soyez bienveillant envers vous-même. La guérison est un processus, et il y aura des moments de doute. C'est naturel. Toutefois, rappelez-vous de traiter chaque émotion, chaque pensée, avec compassion. La gentillesse envers soi-même est souvent sous-estimée, mais elle est un pilier solide sur lequel s'appuyer lors des moments difficiles. Elle offre une perspective saine, rappelant que chaque expérience est une partie de votre croissance.

Quatrièmement, regardez l'avenir avec optimisme. Bien qu'il y ait des jours sombres, il y aura également des jours éclatants, remplis de rires, de joies et de connexions. Chaque pas que vous faites vers la guérison et la compréhension est un pas vers cet avenir lumineux. En gardant cela à l'esprit, vous trouverez l'énergie nécessaire pour avancer, même lorsque les choses semblent sombres.

Enfin, nourrissez votre réseau de soutien. Les personnes qui vous entourent, qu'il s'agisse de professionnels de la santé mentale, de groupes de soutien ou de proches, sont essentielles. Ils sont là pour vous rappeler vos progrès lorsque vous ne les voyez pas vous-même, pour célébrer vos victoires et pour vous soutenir dans vos moments de doute. Cultivez ces relations, car elles seront le phare qui éclairera votre chemin.

En conclusion, l'avenir est un tableau vivant de possibilités. Alors que vous continuez votre voyage, rappelez-vous toujours que vous êtes digne de bonheur, de connexion et d'amour. La phobie sociale est un obstacle, mais elle n'est pas insurmontable. Avec le temps, la patience, et un soutien inébranlable, vous découvrirez un avenir où vous vous sentirez plus confiant, plus connecté et plus vivant que jamais. Embrassez ce futur avec espoir et détermination, car un monde magnifique vous attend.

Mot de la fin

Au fil des pages, nous avons exploré, ensemble, les profondeurs de la phobie sociale, ses ramifications complexes et les approches permettant de naviguer à travers ses eaux troubles. Alors que nous arrivons à la fin de ce guide, il est important de prendre un moment pour réfléchir non seulement à ce que nous avons appris, mais aussi à ce qui nous attend.

Chaque histoire personnelle est unique. Chaque combat est distinct, chaque victoire a son propre goût, et chaque défi vient avec son lot d'émotions. Cependant, il y a une constante universelle : la capacité humaine à se relever, à apprendre, à s'adapter et à triompher. Vous, cher lecteur, êtes le parfait exemple de cette résilience. En choisissant d'embrasser ce voyage d'auto-découverte, vous avez déjà fait preuve d'une force et d'une détermination immenses.

Toutefois, il est crucial de se rappeler que le voyage vers le bien-être et la confiance en soi ne s'achève pas avec la dernière page de ce livre. Bien au contraire, c'est une quête continue qui nécessite engagement, patience et persévérance. Cela peut paraître intimidant, mais rappelez-vous ceci : chaque étape, chaque effort, aussi minime soit-il, vous rapproche de la personne que vous aspirez à devenir.

L'apprentissage est un processus dynamique. Comme le monde change autour de nous, nous devons continuellement adapter nos stratégies, affiner nos techniques, et chercher de nouvelles perspectives. Le champ de la santé mentale, en particulier, est en constante évolution. De nouvelles recherches sont publiées chaque jour, offrant des éclairages et des approches novatrices pour traiter la phobie sociale et d'autres conditions. Il est donc avantageux de rester curieux, ouvert d'esprit, et prêt à apprendre.

Autre point crucial : l'importance d'un réseau de soutien solide. Qu'il s'agisse de thérapeutes, de mentors, de groupes de soutien, de famille ou d'amis, l'impact positif de l'entourage ne peut être sous-estimé. En période de doute ou de confusion, ces personnes peuvent vous rappeler vos progrès, vous réconforter, et vous guider vers la lumière. Ne sous-estimez jamais la puissance d'une main tendue ou d'une oreille attentive.

Le monde extérieur peut parfois paraître effrayant, en particulier lorsque l'on combat une phobie sociale. Cependant, il regorge également d'opportunités, de beauté et de moments magiques. En vous équipant des outils appropriés et en abordant la vie avec courage, vous découvrirez des joyaux cachés en vous-même et autour de vous. Vous serez étonné de voir jusqu'où vous pouvez aller et ce que vous pouvez accomplir.

En guise de conclusion, je tiens à exprimer ma gratitude sincère pour votre confiance et votre engagement tout au long de ce guide. Votre courage est une source d'inspiration. Je vous encourage à embrasser votre voyage avec optimisme, à croire en vos capacités innées et à vous souvenir que même dans les moments les plus sombres, il y a toujours une étincelle d'espoir.

Alors, à vous, cher lecteur, je dis : continuez d'explorer, de grandir et de vous épanouir. Que chaque jour vous rapproche de la sérénité, de la confiance et de la joie que vous méritez. Votre voyage ne fait que commencer, et je suis convaincu que les horizons les plus brillants vous attendent.

Avec toute mon affection et mes vœux les plus chaleureux pour votre avenir, je vous dis adieu, non pas comme une fin, mais comme un nouveau commencement. Embrassez l'avenir avec espoir, car votre histoire ne fait que commencer. Et quelle histoire incroyable elle promet d'être !

Un petit mot de l'auteur

Cher lecteur,

Alors que vous tournez la dernière page de ce guide, je tiens à partager avec vous une pensée intime, un éclair de mon cœur à votre égard. Ce livre n'est pas qu'un amas de mots et de conseils ; il est le fruit de recherches, de témoignages, et surtout, d'une volonté profonde d'apporter une aide précieuse à ceux qui, comme vous, ont choisi de comprendre et d'affronter la phobie sociale.

Écrire ce livre a été un voyage pour moi, tout autant que le lire en a été un pour vous. Je me suis plongé dans des études, ai écouté des histoires poignantes, et ai ressenti à chaque instant l'importance de ce défi. Mais ce qui m'a le plus touché, c'est la force intérieure de ceux qui, malgré la phobie sociale, cherchent à surmonter leurs peurs et à vivre pleinement.

Votre courage et votre détermination à progresser sont une source d'inspiration. Il m'a été rappelé à chaque étape de la rédaction combien chaque histoire est unique, chaque combat propre à chacun, mais aussi combien la quête de mieux-être est universelle.

J'espère que vous avez trouvé dans ces pages une lueur d'espoir, des outils concrets, et surtout, le sentiment que vous n'êtes pas seul dans cette aventure. Votre cheminement est précieux, et je suis honoré d'avoir eu l'opportunité de vous accompagner, même brièvement, sur ce sentier.

Enfin, rappelez-vous ceci : la vie est une série de chapitres, et bien que celui-ci se termine, votre histoire continue. Chaque jour est une nouvelle page, une nouvelle chance de grandir, d'apprendre et de s'épanouir. Vous avez le pouvoir d'écrire votre propre récit, et je suis convaincu que les chapitres à venir seront encore plus lumineux et enrichissants.

Avec toute ma gratitude et mon admiration pour le chemin que vous avez choisi d'emprunter,

Olivier Steele

Livres du même auteur,

Olivier Steele

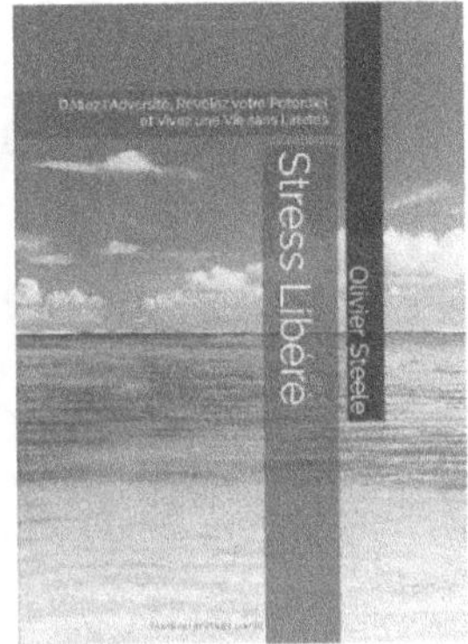

Stress Libéré :

Olivier Steele offre une exploration approfondie des mécanismes du stress, démantelant ses origines et ses effets sur le corps et l'esprit. Dans "Stress Libéré", découvrez des techniques efficaces et des stratégies éprouvées pour retrouver l'équilibre et la sérénité.

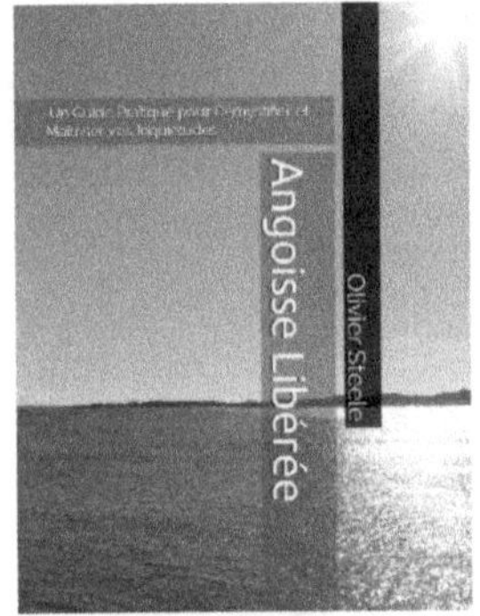

Angoisse Libérée :

La vie moderne peut souvent nous confronter à des angoisses profondes et persistantes. Dans ce guide, Olivier Steele aborde les multiples facettes de l'angoisse et propose des méthodes concrètes pour s'en libérer. Plongez dans un voyage de compréhension et d'auto-guérison.

Phobies Sociales Libérées :

Le fruit d'une longue recherche et d'une profonde introspection, ce livre dévoile les mystères de la phobie sociale. Olivier Steele fournit non seulement des éclairages sur cette condition complexe mais aussi un ensemble d'outils et de stratégies pour aider à la surmonter.